# 新型 コロナ<sub>ウイルス</sub>感染症と 血管内皮

新型
コロナ<ruby>ウイルス</ruby>感染症と
血管内皮

循環器予防医学の視点から探る重症化予防策のヒント

北里大学医療衛生学部/北里大学大学院医療系研究科 教授 **東條美奈子** 著

南 山 堂

# 序

　2019 年末に中国の武漢に端を発した新型コロナウイルス感染症（COVID-19）パンデミックは，私たちの生活を根本的に変えてしまった．今後も続いていくであろう「new-normal with corona（コロナと共存する新しい生活様式）」の時代をわれわれが生き抜いていくためには，これまでの先人の多くの叡智を集約し，より高次の視点から本感染症の病態を深く理解し，コロナ禍においてより鮮明化した医療を含めた社会的な問題点を一つひとつ改善していくことが必要である．本書籍では，COVID-19 の病態生理において鍵を握ると考えられる「全身性炎症反応性微小血管内皮症（SIRME, サーミー）」に関してこれまでに得られている知見をまとめ，この疾患概念が COVID-19 重症化予防や診断・治療の新たな戦略となる可能性について論じる．

　高血圧，糖尿病，肥満，循環器疾患などの基礎疾患をもつ患者群において，COVID-19 による死亡率が高いことが報告されている．また，高齢者や喫煙者では COVID-19 が重症化しやすいことも明らかになっている．これらの危険因子はいずれも血管内皮機能を低下させることが知られており，循環器病予防における重要なターゲットである．一方で，全身をめぐる血管の内皮細胞を覆う血管内皮グリコカリックスは，これらの危険因子によって障害される．さらに COVID-19 の原因ウイルスである重症急性呼吸器症候群コロナウイルス 2（SARS-CoV-2）は，ヒトの肺胞上皮や小腸だけでなく，血管内皮細胞や血管平滑筋細胞に豊富に発現するアンジオテンシン変換酵素 2（ACE2）に結合することから，COVID-19 を悪化させるメカニズムに血管内皮グリコカリックスが重要な働きを担っている可能性が示唆される．血管内皮グリコカリックスが障害されると，血管内皮細胞同士の接着が緩み，血漿成分の微小血管外への漏出を引き起こし，肺においては重度の急性呼吸窮迫症候群（ARDS）を引き起こす．また，COVID-19 の重症化によって引き起こされることが報告されている播種性血管内凝固症候群（DIC），川崎病ショック症候群，敗血症などの病態においては，可溶性血管内皮グリコカリックスの血中濃度が異常高値となることが多数報告されており，より高値の症例においては，全身性血栓塞栓症や多臓器不全を引き起こしやすいことが知られている．

このように循環器病予防のための取り組みや疾病管理対策は，COVID-19 重症化予防やパンデミック時の医療体制堅持などの観点からも非常に重要であることが明らかになりつつある．将来を見据えた，より広義での循環器病予防活動は，今後の COVID-19 重症化予防策としても有効な武器になりうるものと期待している.

2020 年 11 月

北里大学医療衛生学部/北里大学大学院医療系研究科 教授

**東條美奈子**

# 目 次

# ● 略語一覧 ●

| | | |
|---|---|---|
| ACE2 | angiotensin-converting enzyme 2 | アンジオテンシン変換酵素2 |
| ACS | acute coronary syndrome | 急性冠症候群 |
| AFM | atomic force microscope | 原子間力顕微鏡 |
| ALI | acute lung injury | 急性肺損傷 |
| ARDS | acute respiratory distress syndrome | 急性呼吸窮迫症候群 |
| BTK | Bruton's tyrosine kinase | ブルトン型チロシンキナーゼ |
| CAT | cancer associated thrombosis | がん関連血栓症 |
| CKD | chronic kidney disease | 慢性腎臓病 |
| COPD | chronic obstructive pulmonary disease | 慢性閉塞性肺疾患 |
| COVID-19 | the new coronavirus disease 2019 | 新型コロナウイルス感染症 |
| CT | computed tomography | コンピュータ断層撮影 |
| DHA | docosahexaenoic acid | ドコサヘキサエン酸 |
| DIC | disseminated intravascular coagulation | 播種性血管内凝固症候群 |
| ECMO | extracorporeal membrane oxygenation | 体外式膜型人工肺 |
| ecSOD | extracellular superoxide dismutase | 細胞外スーパーオキシドジスムターゼ |
| eNOS | endothelial nitric oxide synthase | 内皮型一酸化窒素合成酵素 |
| EPA | eicosapentaenoic acid | エイコサペンタエン酸 |
| FDP | fibrinogen/fibrin degradation products | フィブリノゲン・フィブリン分解産物 |
| GLA | gamma-linolenic acid | γ-リノレン酸 |
| HA | hyaluronic acid | ヒアルロン酸 |
| HCoV | human coronavirus | ヒトコロナウイルス |
| HUVECs | human umbilical vein endothelial cells | ヒト臍帯静脈内皮細胞 |
| ICU | intensive care unit | 集中治療室 |
| IL-1 | interleukin-1 | インターロイキン-1 |
| IVIG | intravenous immunoglobulin | 免疫グロブリン補充療法 |
| JAK | Janus kinase | ヤヌスキナーゼ |
| LPS | lipopolysaccharide | リポ多糖 |

略語一覧

| | | |
|---|---|---|
| MAPK | mitogen-activated protein kinase | 分裂促進因子活性化タンパク質キナーゼ |
| MMP | matrix metalloproteinase | マトリックスメタロプロテアーゼ |
| MRI | magnetic resonance imaging | 核磁気共鳴画像法 |
| NO | nitric oxide | 一酸化窒素 |
| NOS | nitric oxide synthase | 一酸化窒素合成酵素 |
| Ox-LDL | oxidized low-density lipoprotein | 酸化低比重リポタンパク質 |
| PBR | perfused boundary region | （血管内皮グリコカリックス）脆弱化領域 |
| PCR | polymerase chain reaction | ポリメラーゼ連鎖反応 |
| PWV | pulse wave velocity | 脈波伝播速度 |
| RAAS | renin-angiotensin-aldosterone system | レニン・アンジオテンシン・アルドステロン系 |
| ROS | reactive oxygen species | 活性酸素種 |
| SARS-CoV-2 | severe acute respiratory syndrome coronavirus 2 | 重症急性呼吸器症候群コロナウイルス2 |
| SHINE | shock-induced endotheliopathy | ショック誘発性内皮症 |
| SIRME | systemic inflammatory-reactive microvascular endotheliopathy | 全身性炎症反応性微小血管内皮症 |
| SIRS | systemic inflammatory response syndrome | 全身性炎症反応性症候群 |
| TNF | tumor necrosis factor | 腫瘍壊死因子 |
| VEGF | vascular endothelial growth factor | 血管内皮増殖因子 |

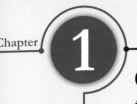
# COVID-19 の特徴と 重症化に伴う合併症

## COVID-19 パンデミック

　風邪（common cold）はさまざまなウイルスが原因となり少しずつ変異しながら繰り返し罹患するため，特定の薬やワクチンを開発することは非常に困難とされ，古くから「風邪の特効薬を発明できればノーベル賞が取れる」といわれてきた．このため，通常の風邪によって引き起こされる発熱，咳/痰，下痢，頭痛などの症状への対処療法的な薬を処方し，十分な栄養と休息をとることで回復を待つのが，通常の「一般的な風邪」の治療であった．風邪の 15% は従来のヒトコロナウイルス（HCoV）感染（HCoV-229E，HCoV-OC43，HCoV-HKU1，HCoV-NL63 など）が原因であることが知られているため，当初，新型コロナウイルス感染症（COVID-19）もこれまでの季節性の風邪やインフルエンザに比べて少しだけ強いウイルス感染症であると考えられてきた．しかし，2020 年 1 月 10 日に COVID-19 の原因病原体である重症急性呼吸器症候群コロナウイルス 2（SARS-CoV-2）の全ゲノム配列[*1] が公開され，SARS-CoV-2 感染者の多くは無症候性のウイルス播種者（スプレッダー）として感染を容易に広げることが世界各地から指摘されるようになり，COVID-19 パンデミック（世界的な大流行）が人々に認知されるようになった．2020 年 2 月 1 日にはわが国でも指定感染症に定められ，診断時には直ちに届出を行うとともに，COVID-19 患者の医療費を公費負担としたうえで，隔離を指示することができるようになった．

　ジョンズホプキンス大学のシステム科学および工学センター（CSSE）による COVID-19 ダッシュボード[*2] の Web サイトによると，2020 年 2 月 29 日

---

[*1] SARS-CoV-2 の全ゲノム配列：アメリカ国立生物工学情報センター（National Center for Biotechnology Information：NCBI）の Nucleotide サイトに，Accession：NC_045512.2 として 29,903 bp の SARS-CoV-2 の 1 本鎖 RNA の全ゲノム配列が掲載されている（https://www.ncbi.nlm.nih.gov/nuccore/NC_045512.2）．

には全世界で 8.5 万人が COVID-19 に感染（2,949 人が死亡），日本では 234 人が感染（5 人が死亡）と報告された．7 月 29 日には全世界の感染者数 1,705 万人（死亡者数 66 万 7,707 人），日本では 3 万 4,553 人が感染（1,004 人が死亡）に達したと報告され，8 月 15 日現在，世界の感染者数は 2,116 万人（死亡者数 76 万 4,741 人），日本では 5 万 3,818 人が感染（1,080 人が死亡）とされている（**図 1-1**）．

　これまでにない SARS-CoV-2 の感染力の強さから COVID-19 は瞬く間に世界中に広まり，非常に多くの人々が感染するに至っている．COVID-19 との戦いで世界各国が困難を極めた，あるいは現在も収束させることが難しい最大の問題点は，従来のウイルス感染症とは明らかに異なり，多くの感染者が無症候性であったため，ウイルスが容易に地域に蔓延することにある．驚異的に拡散されたウイルスは病院や介護施設などでクラスターを形成し，重症化した COVID-19 感染者の中から多くの犠牲者を出している．アメリカでは，累積死亡者数のうち 6 万 8,000 人以上が介護施設の入居者とその従業員だったと報告されており，最も深刻なニューハンプシャー州では死亡者の 81% が介護施設に関連していたと報告されている．介護施設に関連する死亡者数が全体の 5 割を超える州は 20 州にものぼるとされており，介護施設における感染者数の死亡率は 16% とアメリカ全体の 3% を大きく上回ると報道された（The New York Times. Updated August 13, 2020. https://www.nytimes.com/interactive/2020/us/coronavirus-nursing-homes.html）．

## COVID-19 パンデミックによる非感染性疾患への影響

　COVID-19 パンデミックの世界的な影響として，「コロナ関連死」の報告が数多く寄せられている．その多くは，COVID-19 の最前線で疲弊した医療現場が通常の医療に対応できない状態に陥ってしまったこと，さらには COVID-19 感染拡大予防策としての強制力を伴う自粛が受診抑制につながり，本来であれば必要な医療を受けられるはずの患者が，十分な医療を受けられなかったことに起因すると考えられている．コロナ禍の影響は，世界的にかつてないほ

---

＊2　COVID-19 ダッシュボード：2020 年 1 月 22 日よりジョンズホプキンス大学が提供している COVID-19 集計サイト（https://coronavirus.jhu.edu）．Global Map から各国の COVID-19 感染者数と死亡者数の日々の集計が確認できる．

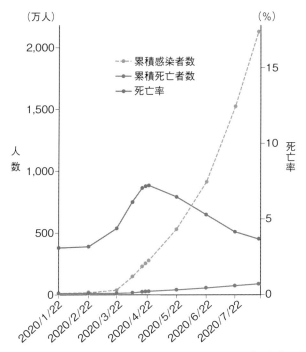

**図 1-1　世界の COVID-19 感染者数と死亡者数および死亡率の推移**

ジョンズホプキンス大学 CSSE による COVID-19 ダッシュボードの Web サイトによると，2020 年 3 月末より世界的に SARS-CoV-2 感染が拡大し，8 月 15 日の累積感染者数は 2,116 万人，累積死亡者数は 76 万 4,741 人に達する．同サイトに掲載されている SARS-CoV-2 感染者として登録された人数に対する COVID-19 登録死亡者数の割合として算出した死亡率の推計は，これまでのところ 4 月 22 日から 5 月 2 日までの 7.2%がピークであり，現在は 3.6%まで低下している．この COVID-19 死亡率の低下は治療方法や診療体制の向上に起因するものというよりは，世界的に感染を特定するための検査体制が整いつつあり，検査数の拡大に伴う感染者数の増加に起因するものと推測される．

（ジョンズホプキンス大学 CSSE による COVID-19 ダッシュボードの Web サイトから日ごとの
　データを収集して著者作成）

どの経済的な大打撃を与えていることもあり，不安やうつ状態を悪化させ，さらに必要な受診が手控えられてしまうことと相まって，世界的な自殺者の増加も懸念されている．

　その一方で，COVID-19 感染拡大防止のための緊急事態宣言延長による自粛継続により，接待業務としての飲酒を伴う会食の機会が減り，それまでに低下していた肝機能がすっかり改善し，家族と一緒に過ごせる時間がずいぶんと増え，会議や出張が減って仕事のストレスも軽減し，しっかりと睡眠がとれる

ようになって血圧のコントロールも良好となりとても体調が良い，という外来患者がいた．しかし多くの人の場合は，自宅に閉じこもることでの運動不足，受診抑制とそれに伴う服薬の自己中断，感染恐怖や孤独による精神的ストレスと不眠，昼夜逆転での夜間の暴食，在宅勤務が増えることでの日中からの飲酒や飲酒量増加，業務縮小に伴うリストラ不安など，むしろ心身の健康状態に多大なる悪影響を受けている．スポーツジムが閉鎖された，外出の機会が減った，さまざまな地域コミュニティでの活動の場が減った，といったことを背景に，家の中でだけ生活しているうちにすっかり足腰が弱ってしまい歩行のバランスを崩しやすくなり転倒してしまった，と嘆く高齢の患者も複数おられたし，3 ヵ月間の自粛生活のなかで自宅に閉じこもる間に間食や飲酒量が増えてしまい気づいたら体重が 5 kg 増加していたと愚痴をこぼすメタボリックシンドロームの患者も珍しくない．

　イギリスでは COVID-19 パンデミックに対応するため，2020 年 3 月中旬より，がん検診と通常の診断検査を中止したことで，緊急的でない患者の紹介受診は 8 割減少したという[1]．4 種のがんについて，COVID-19 によるロックダウン（都市封鎖）が診断の遅延やがんによる死亡率に及ぼす影響を検討したところ，5 年後のがんによる死亡者数は，乳がんで 7.9〜9.6% 増加，結腸・直腸がんで 15.3〜16.6% 増加，食道がんは 5.8〜6.0% 増加，肺がんは 4.8〜5.3% 増加すると見込まれており，合わせて 3,291〜3,621 人の死亡者数の増加になると推計されている．アメリカにおいてもロックダウンの影響により，2020 年の 3 月と 4 月には肺がん，乳がん，大腸がんなど 6 種のがんの診断数が 46.4% 低下したと報告されており[2]，診断の遅れによる重大な影響が懸念されている．

　わが国においても COVID-19 の影響によって外来受診を控える患者が増加しているため，地域の診療所や病院の患者数が急減して経営的な問題にもなっているが，必要な医療を適切な時期に受けられないことによって生じるさまざまな疾患の重症化が危ぶまれている．なかでも小児の予防接種は世界的に支障が生じており，75% の国々において予防接種の実施率が深刻な落ち込みを示しているとして，世界保健機関（World Health Organization：WHO）と国連児童基金ユニセフ（United Nations Children's Fund：UNICEF）は，COVID-19 そのもの以上に予防接種未実施によって多くの子どもの命が危険にさらされていると警告している．わが国においても COVID-19 を恐れて予防接種を控える保護者が増えていることから，接種の遅れや未接種による子どもたちのデ

メリット，麻疹や結核などの感染症の蔓延などが社会的に問題視されている．このため，2020 年 6 月 17 日に『新型コロナウイルス感染症流行時における小児への予防接種について』[*3] が日本小児科学会から公表され，たとえ COVID-19 が流行している状況であっても，事前にかかりつけ医と接種日や時間を調整するなどして，なるべく予定どおりに予防接種を継続するよう呼びかけている．

## COVID-19 の特徴

これまでの感染症にない COVID-19 の特徴としては，自覚症状に乏しい肺炎所見，急性呼吸窮迫症候群（ARDS）[3] や播種性血管内凝固症候群（DIC）[4] などのより重篤な病態への急速な進行，血栓塞栓症に伴う突然死をあげることができる[5]．特に血栓塞栓症関連の合併症は COVID-19 患者の重症化に深く関与する重要な合併症として報告されており，COVID-19 死亡患者の剖検では実に 58％ に深部静脈血栓症を認めたと報告されている[6]．COVID-19 患者では血中 D ダイマーとフィブリノゲン・フィブリン分解産物（FDP）値の上昇，プロトロンビン時間の延長，DIC の発症などが特徴的であり，これらは重症化した COVID-19 患者の予後不良因子でもあった[4]．また，COVID-19 患者では手や足指に特徴的なしもやけ様の腫れを引き起こす微小血管栓塞症が数多く報告されている[7]．COVID-19 における重症化の基準は，これまでの疾患での基準とおおむね同様であり，酸素を必要とし，① 集中治療室（ICU）に入室する，② 人工呼吸管理を必要とする，③ 死亡に至る，のいずれかを満たすものとされる．

COVID-19 の画像所見[*4] として特徴的なのは，単純胸部 X 線検査や胸部コンピュータ断層撮影（CT）によって検出される無症候性肺炎である．すりガ

---

*3　小児への予防接種について：神奈川県川崎市における調査において，3 歳以降に接種される MR ワクチン 2 期，日本脳炎ワクチン，2 種混合ワクチン（DT）の接種率が明らかに減少していた．世界では COVID-19 パンデミックの影響で 8,000 万人もの乳児が必要とされるワクチン接種ができなくなると予想されており，日本小児科学会では，COVID-19 流行時であっても，通常どおりワクチン接種をするよう啓発している．（http://www.jpeds.or.jp/uploads/files/20200617_yobosesshu.pdf）．

*4　COVID-19 肺炎の画像所見：アメリカ胸部放射線学会，アメリカ放射線科専門医会，北アメリカ放射線学会により，特徴的な COVID-19 肺炎の画像所見とそのレポートに関して詳細にまとめられている（https://pubs.rsna.org/doi/10.1148/ryct.2020200152）．

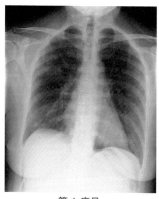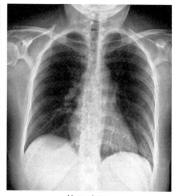

第 1 病日　　　　　　　　　第 9 病日

**図 1-2　軽症 COVID-19 患者の胸部 X 線写真**

38 ℃の発熱は半日のみ継続し，翌日から，咳，鼻汁，眼球結膜の軽度の充血を認めた．発熱から 2 日後に受けた鼻咽頭ぬぐい液の SARS-CoV-2 の PCR 検査が陽性であったため，2 日後に入院となった．入院時は微熱，咳，鼻汁，結膜充血を認め，胸部 X 線写真では，両側肺野に複数の淡いすりガラス様陰影を認めた（左）．経過観察のみで感冒様症状は軽快し，肺の異常陰影は第 9 病日にはほぼ消失した（右）．その後，2 回の PCR 検査で陰性を確認後に退院した．

ラス様陰影は両側性に多発し，風邪症状（軽度の発熱，鼻水，咳など）のみの軽症 COVID-19 患者においても，丸い淡いすりガラス様陰影の多発が観察される（**図 1-2**，**図 1-3**）．これらの異常陰影は特に治療を要さず，感冒様症状の出現から 8〜10 日後には消失するとされる．COVID-19 患者にみられるこれらの特徴的な胸部異常陰影は必ずしも重症化の指標とはならないため，急速に進行する悪化徴候を捉えることが難しく，特に自覚症状の乏しい症例においてはその重症化や突然死を予見することは困難である．

　COVID-19 で死亡した患者 7 例の肺組織を，インフルエンザ（A 型，H1N1）感染に続発した ARDS により死亡した患者の組織と形態学的・分子学的に比較検討した報告によると，COVID-19 死亡患者では，血管に特異的な病理所見として細胞膜破壊を伴う重度の血管内皮損傷を認めた[8]．さらに COVID-19 死亡患者の肺胞毛細血管における微小血栓数の平均は，インフルエンザ患者の血栓数の 10 倍であり，代償的に観察された新生血管数も 2.7 倍に増加していた．COVID-19 死亡患者とインフルエンザに ARDS を合併した死亡患者の肺に共通する所見としては，血管周囲への T 細胞浸潤を伴うびまん性の肺胞損傷が認められた．一方で，明らかに COVID-19 死亡患者のみに認められる特

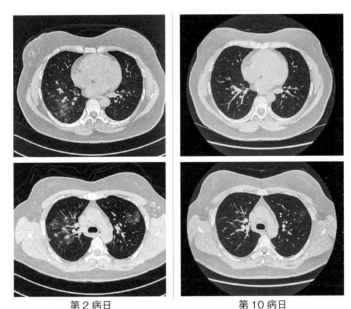

第2病日           第10病日

**図 1-3　軽症 COVID-19 患者の胸部 CT**

**図 1-2** と同一患者．第 2 病日には両側に淡いすりガラス様陰影が多発していた（左）が，第 10 病日には異常陰影はほぼ消失した（右）．

徴的な所見としては，① 血管細胞内への SARS-CoV-2 のウイルス浸潤を伴う強い血管内皮障害，② 広範な肺胞毛細血管内に多数認められる微小血栓性閉塞，③ 細胞-細胞接着の緩みによって可能となる血管新生の促進，の 3 つが観察された．

　2020 年 7 月 17 日にアップデートされた厚生労働省新型コロナウイルス感染症対策推進本部の『新型コロナウイルス感染症（COVID-19）診療の手引き』[*5] 第 2.2 版では，肺病変の進行の程度を反映する重症化マーカーとしてシアル化糖抗原 KL-6 の血中濃度上昇が新たに追加された．KL-6 はⅡ型肺胞上皮細胞

---

[*5]　新型コロナウイルス感染症（COVID-19）診療の手引き　第 2.2 版：全国の関係機関や医療機関向けに厚生労働省新型コロナウイルス感染症対策推進本部が作成（https://www.mhlw.go.jp/content/000650160.pdf）．今回の改訂では，遺伝子増幅検査（LAMP 法，PCR 法）の解説，抗原定量検査の解説，新型コロナウイルス感染症医療機関等情報支援システム（MIS-G）の解説，退院基準に抗原定量検査の項目を追加，承認された治療法としてデキサメタゾンの追加，ファビピラビル（アビガン®）の臨床試験の経過，次亜塩素酸水を使用する場合の注意点，などが追加された．

に由来する高分子糖タンパク質であり，血清 KL-6 が高値を示す場合には，間質性肺炎，肺線維症，過敏性肺臓炎などの病態を疑い，特に間質性肺炎の診断および活動性の判定指標の一つとしてこれまでも臨床的に用いられてきた．血清 KL-6 値は，肺傷害や炎症の程度と関連し，肺の換気機能を反映するとされているため[9]，COVID-19 肺病変の重症化を反映するバイオマーカーとして注目されている．

## 回復しても侮れない COVID-19 による心臓後遺症

　COVID-19 が治癒した 100 人を対象とする前向きコホート研究では，心臓 MRI[*6] 検査により 78% に心筋障害の所見（心筋 native T1 の上昇）を認め，60% に進行性の心筋炎様の浮腫所見（心筋 native T2 の上昇）を認めた[10]．これらの心臓異常所見は COVID-19 を発症していたときの重症度，全体的な経過，COVID-19 と診断されてからの期間とは関連がなかった．心臓 MRI 検査は COVID-19 診断から 64〜92 日（中央値は 71 日）後に実施されたが，その際に同時に行われた血液検査では，心筋障害の指標である高感度トロポニン T（hsTnT）は 71% の患者で 3 pg/mL 以上であり，うち 5% では 13.9 pg/mL 以上と異常高値であった．

　COVID-19 は，その重症度とは関係なく，全身の微小血管に障害を引き起こすことが明らかになってきている．もちろん血管内皮障害は全身に及ぶため，心臓以外の肺や腎臓，脳，消化器官などあらゆる全身臓器に障害を与えることは否定できないが，心臓においては冠動脈末梢の血栓塞栓症や微小血管内皮障害による心臓内血管透過性亢進に伴う微小循環障害が生じていることは想像に難くない．ただし，今回の心臓 MRI 所見が，これまでわれわれがさまざまなウイルス感染症において見落としていた，ごくありふれた一時的な所見の可能性についても否定できないため，COVID-19 以外の感染症についても十分に検討すべきである．今回，明らかになった COVID-19 心臓関連後遺症ともいうべき異常所見が，進行性に悪化して慢性心筋炎様の病態を呈するのか，

---

[*6]　心臓 MRI：心血管磁気共鳴（cardiovascular magnetic resonance：CMR）とも呼ばれ，心臓の解剖と機能だけでなく，心筋組織の特性を評価する画像診断として用いられる．心筋 T1 マッピングの指標の一つである native T1 は，びまん性の心筋線維化/浮腫を伴う心筋ダメージの定量化に用いられ，native T2 の上昇は浮腫に特有な所見とされる．

そのまま回復して正常化するのか，あるいは遠隔期に拡張型心筋症のような左室収縮力が低下した心不全（heart failure with reduced ejection fraction：HFrEF）に移行するのかについては，今後も長期的な影響を継続的かつ慎重に調査していく必要がある．

## COVID-19 回復後も継続する味覚・嗅覚障害，聴覚異常

　これといった自覚症状のない軽症者において，味覚障害や嗅覚障害を契機にCOVID-19 感染が疑われ，ウイルス遺伝子を増殖させて検出する PCR検査にて SARS-CoV-2 感染が確認されるという事例が相次いで報告されている．インフルエンザや感冒においてもまれに味覚や嗅覚の異常が出現するが，全く味がわからない，匂いがしない，といった強い症状は COVID-19 感染に特徴的に多い自覚症状である．SARS-CoV-2 感染を確認するための PCR 検査であるが，ウイルス量が十分でないために偽陰性[*7]となる確率が高く，感染後 4日経過した感染者の偽陰性確率は 67%，感染後 5 日（自覚症状が出現する発症日に相当）で 38%とされており，最も偽陰性率が低いとされる感染後 8 日であっても 20%は偽陰性となり，その後は再び徐々に増加して 21 日後には偽陰性率 66%となることが報告されている[11]．すなわち，抗原検査や抗体検査よりも信頼度が高いといわれている PCR 検査においてさえも，さらに最も感染者を確実に確認できるとされる感染後 8 日目（発症から 4 日目）であっても，PCR 検査で陰性とされた 5 人に 1 人は実際には感染者であった，という残念な状況である．一般的に PCR 検査の偽陰性率は 3 割といわれているが，このように検査の時期によっては 6 割以上の感染者を検出できないという非常に困難な現実がある．そのような現在の状況においては，たとえ PCR 検査が陰性であったとしても，明らかな味覚・嗅覚異常がある場合については感染疑い症例として扱うほうが感染管理上は正しいといえよう．

　イタリアのパドヴァ大学からの報告では，202 人の COVID-19 患者の64.4%に味覚や嗅覚異常が生じ，そのうちの 34.6%には鼻閉を認めた[12]．特に女性では味覚と嗅覚の異常が出現しやすく，COVID-19 女性患者の 72.4%に

---

＊7　偽陰性：本当はかかっているのに，検査では誤って陰性と判断されてしまうこと．検査の性能を表す指標の一つ．

症状が出現したのに対し，男性患者では 55.7% の出現にとどまっていた．そ
の後の経過については，COVID-19 発症から 4 週間が経過した 113 人の軽症
患者のうち 48.7% は味覚も嗅覚も完全に回復したが，40.7% では味覚や嗅覚は
改善したものの完全には回復せず，10.6% では味覚障害や嗅覚障害は残存する
か，むしろ悪化していた[13]．半数以上の患者にこれらの症状が残存しているこ
とから，さらに長期的な経過を追うことが必要であるが，COVID-19 患者に
は特徴的に味覚・嗅覚障害が多発することから，SARS-CoV-2 ウイルスとこ
れらの粘膜細胞との高い親和性が推測される．

COVID-19 患者における聴覚異常については，タイからの高齢女性の感音
難聴の発症が報告されている[14]．イギリスのマンチェスター大学からも，回復
して退院した COVID-19 患者の約 10% に聴力の異常を認めることが報告され
ている[15]．退院から 8 週間が経過した 121 人のうち，16 人（13.2%）に聴力の
悪化や耳鳴りを認めた．原因は COVID-19 によって引き起こされる微小血管
塞栓症の合併に伴う循環不全と考えられているが，COVID-19 患者に特徴的
に多い症状なのか，他の感染症の回復期にもみられる症状なのかについては明
らかにされておらず，より大人数での長期的な検討が必要と考えられる．
COVID-19 患者の聴覚異常に関するメタ解析[16] によると，聴覚前庭症状に関
する報告は少ないものの長期的な健康関連問題として懸念されると報告されて
いる．これらの症状が，COVID-19 患者に投与された治療薬の影響なのか，
SARS-CoV-2 感染に伴う特徴的な異常所見なのか，あるいは感染症療養後の
状態でみられやすい非特異的な所見なのかなどについて，さらに詳細な検討が
必要と考えられる．

## COVID-19 が重症化しやすい人の特徴

72,314 人の COVID-19 確定または疑い患者に関する中国からの記述統計学
的な報告によると，COVID-19 患者全体の死亡率が 2.3% だったのに対し，心
血管病患者（死亡率 10.5%），糖尿病（7.3%），慢性呼吸器疾患（6.3%），高血
圧（6.0%），がん（5.6%），と基礎疾患をもつ患者群では明らかに死亡率が高
かった[17]（**図 1-4**）．

PCR 検査によって SARS-CoV-2 感染が確認された感染者のうち，入院が
必要となった 5,700 人の COVID-19 患者に関するニューヨークからの報告で

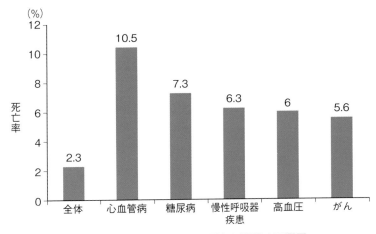

**図 1-4　COVID-19 による死亡と関連する因子**

COVID-19 では，心血管病，糖尿病，慢性の呼吸器疾患，高血圧，がんなどの基礎疾患をもっている患者の死亡率が高いことが報告されている.
（Epidemiology Working Group for Ncip Epidemic Response CCfDC and Prevention: Zhonghua Liu Xing Bing Xue Za Zhi, 41: 145-151, 2020 より作成）

は，基礎疾患として，高血圧（56.6%），肥満（41.7%），糖尿病（33.8%）が多かった[18]．世界各地からの多くの報告があるが，現時点では重症化しやすい COVID-19 患者の特徴として，高齢（65 歳以上），男性，喫煙の 3 つがあり，高血圧，肥満，糖尿病，心血管病が基礎疾患として重要視されている．驚くべきことに，COVID-19 を悪化させるこれらの因子は動脈硬化性疾患を進行させる重要な冠危険因子であり，心血管病そのものが COVID-19 患者を死に至らしめる最大の危険因子として抽出されている（**図 1-4**）.

　全身をめぐる血管内皮細胞を覆う細胞外マトリックスである血管内皮グリコカリックス（vascular endothelial glycocalyx）[19] は，これらの危険因子や基礎疾患によって損傷を受け[20]，本来の物理的バリアとしての役割を果たせなくなることにより，血管内皮細胞の機能を低下させる（**図 1-5**）. 一方，COVID-19 の原因ウイルスである SARS-CoV-2 はヒトの肺胞上皮や小腸だけでなく，血管内皮細胞に豊富に発現するアンジオテンシン変換酵素 2（ACE2）に結合することから[21]，血管内皮グリコカリックス障害を認める症例においては，血管内皮細胞が SARS-CoV-2 に直接的に曝露されやすい状態になるとともに，接着因子の発現亢進によりウイルスの感染や増殖を容易にすることから，より重

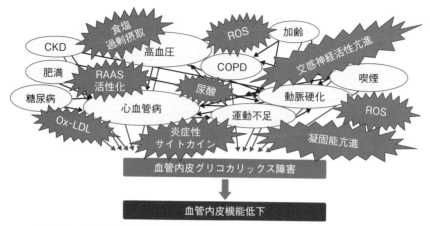

### 図 1-5　COVID-19 の悪化に関連する因子と血管内皮グリコカリックス障害の関係

血管内皮グリコカリックスは，喫煙，運動不足，高血圧，糖尿病，肥満，心血管疾患などのさまざまな要因により損なわれる．重症急性呼吸器症候群コロナウイルス 2（SARS-CoV-2）は，若年者と比較してこれらの危険因子をもつ高齢者で生じやすい微小血管内皮グリコカリックス障害の損傷部位から細胞内に侵入しやすく，これらの人々が SARS-CoV-2 に感染しやすい可能性がある．
CKD：慢性腎臓病，ROS：活性酸素種，RAAS：レニン・アンジオテンシン・アルドステロン系，COPD：慢性閉塞性肺疾患，Ox-LDL：酸化低比重リポタンパク質

篤な COVID-19 病態を引き起こす可能性が示唆される．

## 重症化 COVID-19 の特徴

　重症感染症などの原因により，インターロイキン-1（IL-1），IL-6，IL-18，腫瘍壊死因子（TNF）-$\alpha$ などの炎症性サイトカインの血中濃度が急激に異常に上昇し，その作用が全身に及んだ結果として，好中球の活性化や血液凝固カスケードの活性亢進，不適切な血管拡張が急激に誘導されてショック状態となり，DIC や多臓器不全にまで進行する状態をサイトカインストーム（cytokine storm）と呼ぶ．関連する臨床概念として，全身性炎症反応性症候群（SIRS）があり，細胞や組織を損傷する内因的および外因的な侵襲による免疫・炎症反応によって生じる非特異的な全身生体反応を指す[22,23]．SIRS とは，敗血症の定義を明確にするために，1991 年に開催されたアメリカ胸部疾患学会（American College of Chest Physicians：ACCP）/アメリカ集中治療医学会（Society of Critical Care Medicine：SCCM）のコンセンサス会議で提唱された侵襲に対する全身性の生体反応の概念であり，感染症に起因する SIRS を敗血症と定義した．この敗血症の定義は，2016 年にヨーロッパとアメリカの集中治療医学会の合同委員会によってさらに改訂され，敗血症とは，感染に対して宿主生体反応の統御不全により臓器機能不全を呈している状態であり，敗血症性ショックとは，敗血症のうち循環不全と細胞機能の代謝異常により死亡率が高くなった状態であるとされる[24]．ここでは呼吸（$PaO_2$/$FIO_2$），凝固（血小板数），肝臓（ビリルビン値），心血管系（平均血圧，カテコラミン投与），中枢神経系（Glasgow Coma Scale），腎臓（クレアチニン，尿量）の 6 項目 5 段階からなる Sequential (Sepsis-Related) Organ Failure Assessment（SOFA）スコア[25] が診断基準として用いられている．

　重症 COVID-19 においてサイトカインストームが生じ，病態を悪化させたと推測される症例が数多く報告されたものの，COVID-19 アウトブレイクが深刻化するにつれ，ARDS，致死性不整脈，心筋損傷やそれに伴う心不全，脳梗塞や心筋梗塞を含む微小血管の栓塞症が相次いで報告されるようになり，従来の SIRS 基準[*8,22] を満たさない重篤な病態が多く発症していることが次第に明らかになった．特に DIC は非生存者の 71.4％にみられ[26]，血栓性合併症は COVID-19 の重大な合併症とされる[5]．重症化 COVID-19 における，一見，関連のないこれらの病態は「血管内皮グリコカリックス障害仮説」として一元的に説明可能である[27]．この仮説を説明する新たな疾患概念として，全身性炎症反応性微小血管内皮症（systemic inflammatory-reactive microvascular endotheliopathy：SIRME，サーミー）を提唱する[28]．

　全身性炎症反応性微小血管内皮症（SIRME）は全身の血管内皮グリコカリックス障害によって引き起こされ，血管外への血漿成分漏出，易血栓性，活性酸素種の産生亢進，炎症性サイトカイン過剰状態を生じ，微小血管塞栓症，静脈血栓症，川崎病ショック症候群などの原因となる．病態の悪化により全身性炎症反応性症候群（SIRS），ショック誘発性内皮症（SHINE）[29] の概念をも含む重症 SIRME に進展し，DIC，ARDS，多臓器不全といった重篤な病態を

---

＊8　SIRS 基準：侵襲に対する全身性炎症反応で，① 体温（＞38℃ or ＜36℃），② 心拍数（＞90/分），呼吸数（＞20/分 or $PaCO_2$＜32 mmHg），白血球数（＞12,000/mm$^3$ または ＜4,000/mm$^3$ or 未熟顆粒球＞10％）のうちの 2 項目以上が該当する場合をいう．

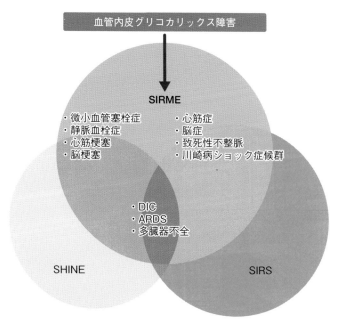

**図 1-6　SIRME の原因となる血管内皮グリコカリックス障害と SHINE/SIRS との関係を示す概念図**

全身性炎症反応性微小血管内皮症（SIRME）は全身の血管内皮グリコカリックス障害によって引き起こされ，血管外への血漿成分漏出，易血栓性，活性酸素種の産生亢進，炎症性サイトカイン過剰状態を生じ，微小血管塞栓症，静脈血栓症，川崎病ショック症候群などの原因となる．病態の悪化により全身性炎症反応性症候群（SIRS），ショック誘発性内皮症（SHINE）の概念をも含む重症 SIRME に進展し，DIC，ARDS，多臓器不全といった重篤な病態をきたす．

きたす（**図 1-6**）．

　強度の炎症によって誘発された血管内皮グリコカリックス障害は SIRME を引き起こし，障害を受けた微小血管は管腔外への血漿成分漏出を生じさせ，血管内皮細胞表面の抗凝固機能が損なわれて血栓易形成状態となり，過剰な活性酸素種（ROS）産生や炎症性サイトカインが放出されるとともに，白血球の接着や遊走が促進され，内皮への血小板の接着が生じる．

　SIRME は COVID-19 重症化に伴って，ARDS，DIC，川崎病，微小血管塞栓症などの重篤な合併症を引き起こすと考えられる（**図 1-7**）．COVID-19 死亡患者の肺毛細血管において，透過型電子顕微鏡にて血管内皮細胞内への SARS-CoV-2 のウイルス浸潤が認められており，血管内皮細胞の細胞膜破壊

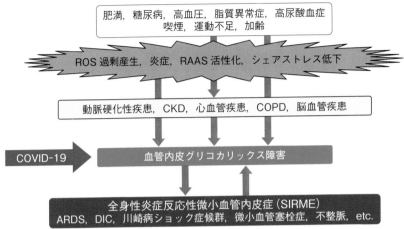

**図 1-7　血管内皮グリコカリックス障害によって引き起こされると考えられる
全身性炎症反応性微小血管内皮症（SIRME）と COVID-19 合併症**

血管内皮グリコカリックスは，喫煙，運動不足，高血圧，糖尿病，肥満，心血管疾患などのさま
ざまな要因により障害される．急性呼吸窮迫症候群（ARDS），播種性血管内凝固症候群
（DIC），川崎病，微小血管塞栓症，不整脈などの重篤な COVID-19 の合併症は，共通のメカニ
ズム，すなわち全身性炎症反応性微小血管内皮症（SIRME）によって一元的に説明ができる．グ
リコカリックス障害を検知することで，COVID-19 の重症化をごく早期の段階で検出できる可
能性が高い．
CKD：慢性腎臓病，COPD：慢性閉塞性肺疾患

を伴う重度の血管内皮損傷がみられたと報告されている[8]．この血管内皮損傷
に加えて，肺胞毛細血管内には広範囲に微小血栓による肺胞毛細血管の閉塞が
認められ，さらに血管が縦に分枝するように複数の血管に分かれる嵌入型血管
新生[*9] が多発していた．これらの所見は，重症 COVID-19 における SIRME
病態に特徴的な所見に一致するものであり，COVID-19 における SIRME の
肺病変の存在を強く支持する根拠の一つと考えられる．

---

*9　嵌入型血管新生（intussusceptive angiogenesis）：非発芽型血管新生とも呼ばれ，血管内皮細
胞の増殖によって管腔が拡張し，さらに血管内に隔壁が形成されて血管が縦に 2 つ以上に分離
する血管新生．血管密度が増加するときにみられる様式であり，SIRME の病態では，閉塞し
た微小血管の血流を補うように，炎症反応性に血管内皮増殖性の血管新生促進シグナルが活性
化すると考えられる．

# SARS-CoV-2 の特徴

2020 年 1 月 10 日，アメリカ国立生物工学情報センター（NCBI）の GenBank に SARS-CoV-2 の全ゲノム配列が公表された．そのコーディング領域をアミノ酸配列に翻訳したものを画面からコピーし，NCBI BLAST[*10] の CD（conserved domain）-search の探索画面にペーストしてみたところ，コロナウイルスの名前の由来である，コロナ（王冠）をイメージさせる棘状突起（スパイク）をもつウイルス群に特徴的なドメインである「スパイク受容体結合スーパーファミリー（Spike receptor binding domain, cl09656）[30]」が検出された（**図 1-8**）．スパイクは宿主細胞へのウイルス侵入を補助するエンベロープ（外被膜）糖タンパク質から構成されるが，このドメインは ACE2 に結合することで宿主の細胞膜とエンベロープの膜癒合を助け，エンベロープ内のウイルス遺伝子やタンパク質を宿主細胞内に送り込む仕組みを制御する．この検索により得られたドメイン情報から，COVID-19 は ACE2 を発現する細胞に親和性が強いことが明らかとなり，SARS-CoV-2 がインフルエンザなどのウイルスにはない構造上の特性を備えており，それがこのウイルスの感染力の強さを特徴づけているものと思われる．

ACE2 は心血管系や免疫系において重要な役割を果たす膜結合型アミノペプチダーゼであり，心不全や高血圧，糖尿病の発症に関与することが知られていたが，SARS-CoV および SARS-CoV-2 を含むコロナウイルスの機能的受容体としても同定された[31]．SARS-CoV-2 のウイルス表面に発現するスパイクタンパク質（S タンパク質）が細胞膜上にある膜貫通型の ACE2 に結合すると，タンパク質分解酵素である膜貫通プロテアーゼセリン-2（transmembrane protease, serine 2：TMPRSS2）によって切断され，S タンパク質が活性化される[32]．ウイルス外膜と細胞膜との融合によるウイルスの細胞への侵入には，この S タンパク質の活性化が重要である．SARS-CoV-2 は ACE2 に結合することで，II 型肺胞上皮細胞やマクロファージなど，多くの細胞に感染する[33]．ACE2 が高発現していることが明らかにされている細胞には，鼻粘膜上皮の粘液分泌細胞，II 型肺胞上皮細胞，小腸上皮細胞，大腸粘膜上皮細胞がある[21]．

---

*10 BLAST（Basic Local Alignment Search Tool）：バイオインフォマティクスで DNA の塩基配列やタンパク質のアミノ酸配列のシーケンスアライメントを行うためのアルゴリズムを実装したプログラム．

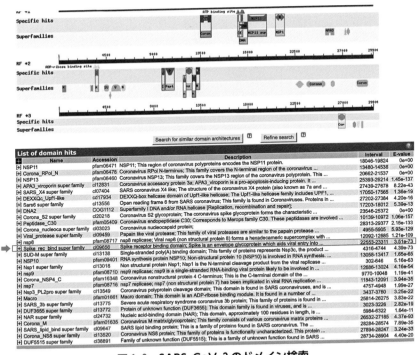

**図 1-8　SARS-CoV-2 のドメイン検索**

2020 年 2 月 15 日に COVID-19 の原因ウイルスのゲノム配列から翻訳されたアミノ酸配列を BLAST のドメイン・サーチ（conserved domain search）にかけて得られた検索結果．上から 14 番目にある「Spike_rec_bind super family」ドメインは，スパイク受容体結合スーパーファミリーと呼ばれ，ACE2 に結合する．

発熱（入院中の合計 88.7%）以外の COVID-19 の主な症状は，咳や鼻水，味覚・嗅覚異常，下痢であり，SARS-CoV-2 の侵入経路として気道や鼻腔・口腔粘膜，腸粘膜を介した感染経路が考えられている．軽症 COVID-19 患者では花粉症と判断を迷うような流涙と鼻汁が観察されるが，ヒトの眼球結膜にも ACE2 が豊富に発現していることが明らかとなり，SARS-CoV-2 が目からも容易に感染しやすいことが指摘されている[34]．さらに唾液腺や舌上皮細胞にも ACE2 が豊富に発現していることが明らかとなり，2020 年 6 月 2 日より，わが国においても症状発症から 9 日以内の者については，SARS-CoV-2 の唾液 PCR 検査が可能となった．鼻腔・口腔粘膜にも ACE2 が強く発現することから，SARS-CoV-2 がこれらの細胞に感染しやすいため，結果として多くの感

染者に味覚・嗅覚の障害が生じているものと推測される.

　循環器病予防の観点から注目すべきことは，ACE2 はあらゆる臓器の血管内皮細胞や動脈平滑筋細胞に強く発現しているという事実である[21]. これは SARS-CoV-2 が血管内皮細胞に直接侵入し，血管内皮機能障害に続く微小血管からの血漿成分漏出，微小血管内血液凝固・血栓形成，過剰な炎症性サイトカインの放出，といった全身炎症性微小血管内皮障害を引き起こすことを意味する. このようなバラエティに富んだ数々の重篤な病態は，血管内皮グリコカリックスが急激に全身的に障害された「全身性炎症反応性微小血管内皮症（SIRME, サーミー）」の概念で一元的に説明がつく（p.15 **図 1-7** 参照）. 一方で，循環器病やその危険因子をもつ患者においては，広範な血管内皮グリコカリックス障害が生じていることが報告されていることから，バリア機能が失われて障害を受けた血管内皮細胞においては，SARS-CoV-2 が容易に内皮細胞に侵入しやすくなることで重症化 COVID-19 を引き起こすことにつながった可能性が示唆される.

　SARS-CoV-2 のアウトブレイクが発生した主要因の一つには，感染者のウイルス排泄期間が長いことが指摘されている. 生存感染者における SARS-CoV-2 排泄期間の中央値は 20 日（四分位範囲 17.0-24.0 日）であり[35]，ウイルス排泄の最長期間は 37 日間継続したと報告されている. また，死亡した感染者では感染から亡くなるまでの長期間にわたり SARS-CoV-2 が検出されたことが報告されている. さらに SARS-CoV-2 がより多くの人に感染しやすい原因として，ウイルスに感染しても無症状の感染者が多く，感冒様症状が出現する場合もその前からウイルスを排泄しているため無自覚にウイルスを拡散してしまうこと，感染者のウイルス排泄期間が長いことにより，より長期にわたってウイルス感染を蔓延させやすいことがあげられている. 特に平均 5 日間とされる潜伏期間中は，症状が出現して以降と同様に強い感染力を示すことが示唆されており，中国・広州の 195 グループ 2,313 例を対象とする COVID-19 の家庭内二次感染率の後ろ向きコホート研究によると，同居家族の感染率は 17.1% であった[36]. これらの理由から，ウイルス感染疑い患者や PCR 検査陽性者では，たとえ無症状であっても隔離や自宅療養が推奨されている.

## COVID-19 の重篤な合併症

SARS-CoV-2 肺炎の入院患者 138 人のうち，36 人（26.1%）は重症化のために ICU に入室となり，その内訳は，ARDS（61.1%），不整脈（44.4%），ショック（30.6%）であった[37]．ICU で治療されなかった 102 人の患者と比較して，ICU で治療された患者ははるかに高齢であり，多くの併存疾患を有していた．重症化 COVID-19 で生じるサイトカインストームはあらゆる臓器の損傷を引き起こし，浮腫，肺における酸素化不全，ARDS，心筋炎や冠動脈塞栓に伴う急性心筋障害，二次感染に伴う敗血症，終末像としての多臓器不全へと死に至る病態を引き起こす[38]．したがって，サイトカインストームの予防や制御は，COVID-19 重症患者の治療の中心命題とされ，さまざまな治療戦略が試みられている[39]．

凝固系の異常は，COVID-19 のみならず，2003 年にパンデミックを引き起こした重症急性呼吸器症候群の SARS-CoV-1 や，2012 年に中東呼吸器症候群を引き起こした MERS-CoV のコロナウイルス感染患者でもその発生が報告されている[5]．入院時の血中 D ダイマー値が $2.0\,\mu g/mL$ 以上（正常値の 4 倍以上増加）の COVID-19 患者では院内死亡が増加することから，D ダイマー測定が COVID-19 患者のリスク層別化の指標となる可能性が指摘されている[40]．さらに COVID-19 重症患者においては，微小血管内皮障害により引き起こされる血栓塞栓症に伴う多臓器不全を予防するための，凝固障害治療の必要性が指摘されている[5]．

# Chapter 2

# 血管内皮グリコカリックスの役割と血管内皮機能

## 血管内皮グリコカリックス

　グリコカリックスは糖鎖修飾を受けた脂質・タンパク質の混合物からなる複合ゲル状層であり，あらゆる生細胞の表面を覆うことで物理的な保護層としての機能を果たすとともに，細胞と細胞外マトリックスの間の緩衝領域としてさまざまな細胞機能を制御することが知られている[41]（図 2-1）．血管内皮細胞は，動脈，静脈，毛細血管などの血管系の細胞最内層を構成する単層の細胞群であり，あらゆる臓器をめぐる血管のバリア機能を果たし，血管内腔を流れる血液に直接接触する．血管内皮グリコカリックスは，凝固，炎症，血管収縮・弛緩，血管透過性，血管新生などのさまざまな血管内皮細胞の機能を調節するために重要な役割を果たしている[42,43]．

　グリコカリックスの構成成分としては，シアル酸含有糖タンパク質や膜結合型プロテオグリカン（シンデカン，グリピカンなど）からなるコアタンパク質，グリコサミノグリカン側鎖（ヘパラン硫酸，コンドロイチン硫酸など），長鎖ヒアルロン酸[*1]（HA）が知られている[44,45]（図 2-2）．血管内皮グリコカリックスはシェアストレス（ずり応力）によって安定化するが[46]，この安定化は血管内皮細胞の一酸化窒素（NO）産生にきわめて重要であることが明らかになっている[47,48]．グリコサミノグリカンは常に酵素によって分解されるが，次々と新たに合成されてゴルジ装置の小胞から供給されることで維持され，その恒常性バランスを保っている[49]．

　血管内皮グリコカリックスは，血流によって引き起こされる乱流から血管内

---

＊1　ヒアルロン酸：直鎖状のグリコサミノグリカン（ムコ多糖）の一つ．1986 年に多糖体の国際命名法により，ヒアルロナン（hyaluronan）とも呼ばれる．保水性が高く，水分保持により粘性をもち，生体内に広く分布する．細胞膜に局在するヒアルロン酸結合タンパク質は CD44 であり，ヒアルロン酸をはじめとする細胞外マトリックスと結合する細胞接着分子である．ヒアルロン酸/CD44 の細胞内シグナルはリンパ球活性化，細胞-細胞間接着，細胞運動，がん細胞の増殖・転移などに深く関与する．

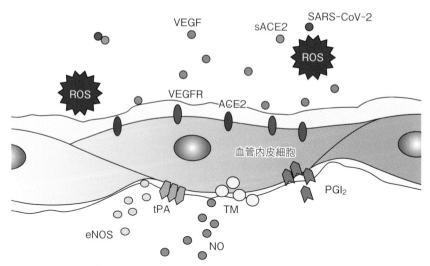

**図 2-1　健全な状態の血管内皮グリコカリックス**

血管内皮細胞が健康な状態の血管内皮グリコカリックスで十分に覆われている状況では，重度の急性呼吸器症候群コロナウイルス 2（SARS-CoV-2）が体内に入っても，適切な活性酸素種（ROS），可溶性アンジオテンシン変換酵素 2（sACE2）などの影響によって血管内皮に侵入したウイルスを中和・除去できる可能性がある．
VEGF：血管内皮増殖因子，VEGFR：VEGF 受容体，NO：一酸化窒素，eNOS：内皮型一酸化窒素合成酵素，TM：トロンボモジュリン，tPA：組織型プラスミノーゲンアクチベータ，PGI₂：プロスタサイクリン

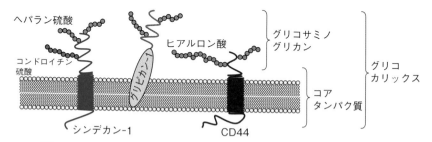

**図 2-2　血管内皮細胞膜に存在する血管内皮グリコカリックスの模式図**

血管内皮グリコカリックスは細胞膜に結合するコアタンパク質と保水性の高いグリコサミノグリカンから構成される．

皮細胞を保護するとともに，血管透過性バリアの調節機能に関わる[50]．さらに血管の反応性を制御し，血管内皮細胞と血液成分との相互作用調節に関わるため，特に微小血管の内皮機能において重要な働きを担っている[51]．血管内皮グリコカリックスに覆われた健全な状態の血管内皮細胞（**図 2-1**）では，さまざまなサイトカインやケモカイン，受容体，成長因子，ギャップ結合タンパク質，細胞外スーパーオキシドジスムターゼ（ecSOD），内皮型一酸化窒素合成酵素（eNOS），リポタンパク質リパーゼなどが発現し，生体の恒常性維持に必要となるさまざまな機能を担っている．また，食塩の過剰摂取により食塩感受性の高血圧を生じることが知られているが，負に荷電している血管内皮グリコカリックスは血漿中のナトリウムをグリコカリックス層にとどめることで，細胞表面の電荷を中和する働きもあることから，血管内皮グリコカリックスが食塩感受性の規定因子であるとされる[52]．

## 血管内皮グリコカリックスと細胞内シグナル伝達

　血管内皮グリコカリックスは，血管内皮細胞の物理的な細胞保護バリアとしてだけでなく，細胞膜の変形能や細胞内シグナル伝達を調節するメカニズムとしても必須であることが示されている[53,54]．IQ motif-containing GTPase-activating protein 1（IQGAP1）は，血管内皮増殖因子（VEGF）受容体-2[55]に結合して細胞内シグナル伝達の足場タンパク質として機能し，多くのタンパク質が IQGAP1 に直接結合することでさまざまな細胞機能が調整される[56]．IQGAP1 は，Rac1 と Cdc42 を介してアクチン細胞骨格を調節し，VE-カドヘリン（vascular endothelial-cadherin）と $\beta$-カテニンを介して細胞-細胞接着を調節するとともに，分裂促進因子活性化タンパク質キナーゼ（MAPK）経路を調節し，血管内皮グリコカリックスの一つであるヒアルロン酸の受容体 CD44と複合体を形成して細胞内シグナル伝達を制御することによって，細胞の移動や増殖を調節する[57]．血管内皮細胞では，IQGAP1 は VEGF 受容体-2 と VE-カドヘリンを含むアドヘレンスジャンクションに ROS 依存的に結合することで血管新生を誘導することから[58]，血管内皮グリコカリックスは IQGAP1 を介して多機能にわたる細胞内シグナル伝達制御を行っていると考えられる（**図 2-3**）．IQGAP は血管内皮細胞間接着の恒常性維持に必要であり，その制御においては，血管内皮グリコカリックスとの密接な連携が不可欠と考えられて

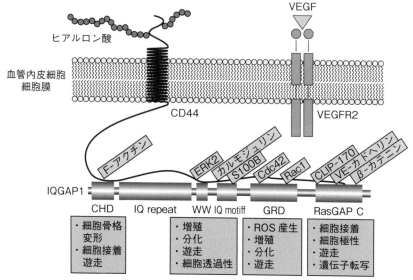

**図 2-3　IQGAP1 の各ドメインと結合する分子およびその働き**

血管内皮グリコカリックスのヒアルロン酸は CD44 と結合することでヒアルロン酸/CD44 系を活性化し，血管内皮増殖因子 VEGF/VEGFR2 と同様に多機能プラットフォームの IQGAP1 に結合することで，さまざまな細胞内シグナル伝達を調節する．

VEGF：血管内皮増殖因子，VEGFR2：VEGF 受容体 2，CD44：cluster of differentiation 44，CHD：calponin homology domain, IQ repeat：IQGAP specific repeat, ERK：extra-cellular-signal-regulated kinase, WW：region containing two tryptophans, S100B：S100 calcium binding protein B, IQ motif：calmodulin binding motif, Cdc42：cell division cycle 42, Rac1：Rac family small GTPase 1, GRD：Ras GTPase-activating protein-related domain, CLIP-170：cytoplasmic linker protein 170, RasGAP C：Ras GTPase-activating protein C terminus, ROS：活性酸素種

いる．

　VE-カドヘリン（CD144）は血管内皮細胞に特異的に発現する接着因子であり，細胞-細胞間接着を制御することにより，血管機能の維持に重要な役割を果たしている．ARDS 患者 41 人から採取した肺組織ではあらゆるタイプの血管内皮細胞の VE-カドヘリン発現が低下していたことから[59]，ARDS における血管透過性亢進のメカニズムとして VE-カドヘリンによる血管内皮細胞の細胞-細胞間接着が機能しないことが主要な原因と考えられている．培養ヒト血管内皮細胞をリポ多糖（LPS），TNF-$\alpha$，IFN-$\gamma$ で刺激すると，細胞-細胞間接着部位に発現している VE-カドヘリンの発現が低下し，細胞同士の結合

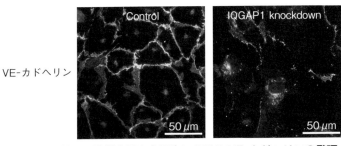

**図 2-4　培養ヒト臍帯血管内皮細胞における VE-カドヘリンの発現**

コントロール細胞（左）では細胞間接着部位に限局して VE-カドヘリン（白色）が発現するが，IQGAP1 遺伝子を機能的にノックダウンした細胞（右）では，細胞間接続部位に VE-カドヘリンの発現が認められず，核の周囲に斑状〜粒子状に控えめな発現を認めるのみであり，血管内皮の細胞-細胞間接着は阻害された.

が分断され，細胞-細胞間接着部位に間隙が生じた. VE-カドヘリンは IQGAP1 の RasGAP C ドメインに結合して，VEGF/VEGFR2 シグナルによる血管内皮細胞間の接着と血管透過性亢進を制御している[58]. IQGAP1 を機能的にノックダウンした培養ヒト臍帯静脈内皮細胞（HUVECs）では，細胞-細胞間接着部位の VE-カドヘリンのタンパク質発現が消失し，血管内皮細胞同士の細胞間接着が阻害される（**図 2-4**）.

　CD44 は IQGAP1 と結合して血管内皮細胞の細胞内シグナルを調整していることから（**図 2-3**），血管内皮細胞グリコカリックス障害が生じた血管では，ヒアルロン酸の脱落のみならず，ヒアルロン酸/CD44-IQGAP1 系を介した細胞-細胞間接着が阻害されることによって，血管透過性亢進が引き起こされている可能性がある.

　動脈硬化の進んだ老化した不健全な血管内皮下硬直を模倣した硬いポリアクリルアミドゲル上で培養した細胞モデルにおいては，若くて健康な動脈の硬さを模倣した柔軟なゲルで培養した細胞と比べて，血管内皮グリコカリックスのコアタンパク質の一つであるグリピカン-1（glypican-1）の産生が阻害され，炎症関連遺伝子の発現が亢進し，内皮機能不全を認めた[60]. グリピカン-1 は細胞表面上に存在する膜結合型ヘパラン硫酸プロテオグリカンであり（p.22 **図 2-2** 参照），グリピカン-1〜5 の 5 種類からなるグリピカンファミリーに属する. 若年マウスと比較して，高齢マウスでは血管内皮細胞におけるグリピカン-1 の遺伝子発現が低下するとともに血管内皮機能が低下しているが，グリピカ

ン-1遺伝子ノックアウトマウスでは，良好な血管内皮機能を示す若いマウスの血管内皮機能を低下させたものの，高齢マウスではすでに低下している血管内皮機能に変化は認められなかった[60]．加齢や高血圧に伴う動脈硬化発症のメカニズムとして，血管内皮グリコカリックス障害（例えば，グリピカン-1の抑制）による血管内皮機能不全があり，グリピカン-1が血管内皮保護効果をもつことが明らかとなっている．血管内皮グリコカリックスは血管の硬さセンサーの役割も果たしており，細胞老化や動脈硬化の進展を制御する標的の一つとしてさまざまな研究が進められている．

## 血管内皮グリコカリックス障害

　血管内皮グリコカリックスの切断・脱落（shedding）や分解は，さまざまな細胞ストレスによって引き起こされることが知られている[61]（図2-5）．具体的には，虚血/再灌流障害[62]，エンドトキシン[63]，炎症性メディエーター[64]，心房性ナトリウム利尿ペプチド，低酸素，活性酸素種（ROS）過剰状態，尿酸高値[65]，高血糖[66,67]，塩分過剰摂取[68]，過剰輸液，脱水，血管壁のシェアストレス低下，酸化低比重リポタンパク質（Ox-LDL）[69]などによって血管内皮グリコカリックス障害が生じ，その障害には性差のあることも知られている．血管内皮グリコカリックスの全身的な脱落は，重篤な感染症[70]，川崎病[71]，妊娠高血圧腎症（子癇前症）[72]，妊娠糖尿病[73]，敗血症[74]，急性肺損傷（ALI）/ARDS[75]，外傷[76]，虚血性脳閉塞栓症[77]，急性冠症候群[78]，心原性ショック[79]など，さまざまな病態によって引き起こされる．このうち，重症外傷や敗血症，心筋梗塞や心停止症候群など，かなり重篤な病態において生じる血管内皮グリコカリックス障害をショック誘発性内皮症（SHINE）と呼び，予後不良の指標とされる[29]．このような重篤な疾患において，血管内皮グリコカリックスは反応性に活性化されるメタロプロテイナーゼ，ヘパラナーゼ（heparanase），ヒアルロニダーゼなどの組織分解を促進する炎症メカニズムを介して分解される[80,81]．これら急性期疾患の患者においては，断片化した血管内皮グリコカリックスである，シンデカン-1（syndecan-1；soluble CD138），シンデカン-4，ヒアルロン酸，ヘパラン硫酸などが高濃度で検出される．分解された血管内皮グリコカリックスは血管内皮細胞表面から剥がれ，グリコカリックス層は菲薄化し，血管透過性が過剰に亢進した微小血管では血管外への血漿成分漏出を誘発し，さ

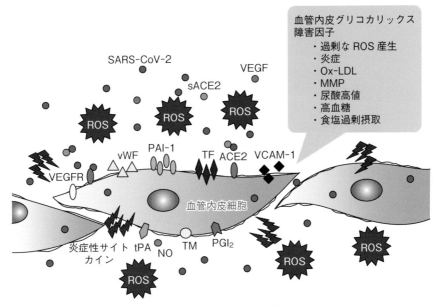

**図2-5 ダメージを受けた血管内皮グリコカリックス**

血管内皮グリコカリックス障害は，血管内皮機能障害に深く関連しており，一酸化窒素（NO）のバイオアベイラビリティの低下，過剰な活性酸素種（ROS）の生成，炎症性サイトカインの放出，血小板の接着，凝固能亢進，白血球の接着などを引き起こす．血管内皮グリコカリックスの障害により血管内皮細胞-細胞接着に間隙が生じるため，血漿成分をはじめさまざまな物質が血管内皮細胞の隙間から血管壁内に侵入する．

SARS-CoV-2：重症急性呼吸器症候群コロナウイルス2，VEGF：血管内皮増殖因子，VEGFR：VEGF受容体，ACE2：アンジオテンシン変換酵素2，sACE2：可溶性ACE2，VCAM-1：vascular cell adhesion molecule-1，PAI-1：plasminogen activator inhibitor-1，TF：tissue factor，vWF：von Willebrand factor，Ox-LDL：酸化低比重リポタンパク質，MMP：マトリックスメタロプロテアーゼ，tPA：組織型プラスミノーゲンアクチベータ，PGI$_2$：プロスタサイクリン，TM：トロンボモジュリン

まざまな臓器に間質性浮腫を引き起こすことにより，さらなる病態悪化に寄与する[81,82]．

## 生体内血管内皮グリコカリックス評価

　以前より，敗血症や糖尿病患者における血中の可溶性血管内皮グリコカリックス断片の濃度上昇が報告され，モデル動物や剖検例での電子顕微鏡写真による微小血管の血管内皮グリコカリックスを画像解析し，定性的な評価が行われ

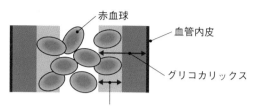

図 2-6　**血管内皮グリコカリックス脆弱化領域（PBR）の概念図**

血管内皮細胞の表面を覆う血管内皮グリコカリックスは，血管内皮側の糖鎖が密な領域と，血管内腔側の脆弱化した糖鎖に覆われる領域とに大別できる．血管内皮グリコカリックス障害では，このうち脆弱化領域が拡大することが知られている．

てきた．2016 年にリアルタイムで観察できる血管内皮グリコカリックス測定装置が登場し，簡便に再現性の高い血管内皮グリコカリックスが測定できるようになった．その評価には，舌下微小循環モニタリングによる血管内皮グリコカリックス脆弱化領域（PBR）を測定する機器として GlycoCheck® （Microvascular Health Solutions. UT, USA）が用いられている[83]．血管内皮グリコカリックス障害では，血管内皮グリコカリックスの菲薄化に先立ち，赤血球が出入りできる粗なグリコカリックスからなる血管内皮グリコカリックス脆弱化領域（PBR）の増大が観察される（**図 2-6**）．PBR 値が高いほど，この血管内皮グリコカリックス脆弱化領域が増大していることを示し，血管内皮グリコカリックス層が菲薄化した状態を表すと考えられているため，血管内皮グリコカリックス障害を評価する非侵襲的検査として用いられている．これまでのところ，健常人を対象とする血管内皮グリコカリックスの生理的変化における報告に加え，さまざまな疾患に関する報告がある．PBR については，高齢，女性，拡張期高血圧，低 BMI，糖尿病[84-86]において，有意に高値であるとされる[87]．人種差については，472 人の中国人と 254 人のフランドル住民とでは明らかな人種差を認めなかったとする報告[87]がある一方で，アフリカ系黒人やヨーロッパ系白人においては，アジア系人種やアラブ系人種と比較して PBR 増大を認めるような人種差があったとする 6,169 人を対象とする横断的報告[84]がある．

　敗血症，慢性心不全[88]，脳血管疾患[89]，微小血管狭心症[90]，虚血性心疾患[89]では，PBR がこれらの疾患の重症度に関連することが報告されており，血管内皮グリコカリックス測定の有用性が期待されている[91,92]．

## 血管内皮グリコカリックス脆弱化領域測定に影響を与える薬剤

血管内皮グリコカリックス脆弱化領域（PBR）測定に影響を与える薬剤として，カルシウム拮抗薬と利尿薬がある[89]．長時間作用型のカルシウム拮抗薬は細胞外 $Ca^{2+}$ の血管平滑筋細胞への流入を阻害することで血管を弛緩・拡張させるため，駆血解除後の反応性血管拡張や反応性充血がマスクされてしまう．このため，血流反応依存性の血管内皮機能検査である FMD（flow-mediated dilation）や RH-PAT（reactive hyperemia peripheral arterial tonometry）では測定評価に限界のあることが知られているが，血管内皮グリコカリックス評価に影響を与える機序については不明である．また，血流依存性の血管内皮機能検査（FMD と RH-PAT）と血管内皮グリコカリックス PBR 検査ともに脱水により数値が悪化することが知られているため，利尿薬の内服タイミングによっては血管内脱水の傾向を示し，正確な評価ができない可能性が高い．これらの薬剤の測定評価への影響を最低限にするため，内服と食事は中止し，水分補給を行ったうえで検査を実施することになる．しかし，これらの薬は血圧コントロールや心不全の疾病管理に必須な場合も少なくないため，実際には服薬を完全に中止することは難しく，たとえ中止できたとしても長時間作用型薬剤が多いことから，完全に薬剤の影響を排除することは難しい．

## 血管内皮機能評価と血管内皮グリコカリックス関連評価

日本では 2012 年から血管内皮機能検査の診療保険点数算定が認められている．血管内皮機能の評価として臨床的に用いられている生理機能検査方法には，反応性血管拡張反応による FMD と反応性充血を利用した RH-PAT がある[93]．このほか，血管内皮由来の血管機能検査としては，脈波伝播速度（PWV）検査の測定で得られる AIx（augmentation index）が評価指標として使われる[94]．

血管内皮障害を反映するバイオマーカーとしては，endothelial cell specific molecule-1（ESM-1），可溶性血管接着因子の soluble vascular adhesion molecule-1（sVCAM-1），soluble intercellular adhesion molecule-1（sICAM-1），soluble endothelial leukocyte adhesion molecule-1（sE-selectin），von-

Willebrand-Factor（vWF），tissue-type plasminogen activator（t-PA），plasminogen activator inhibitor-1（PAI-1），非対称性ジメチルアルギニン（asymmetric dimethylarginine：ADMA），Ox-LDL が用いられる．

　このうち ADMA は生体内にも存在する L-アルギニンのアナログであり，すべての一酸化窒素合成酵素（NOS）アイソフォーム[*2]に対する内因性阻害物質として働き，特に eNOS の内因性阻害物質として血管内皮機能の制御に重要な役割を果たす．高血圧や高 LDL コレステロール血症など動脈硬化危険因子の集積に伴って血中 ADMA 濃度は増加し，内頸動脈内膜中膜肥厚と相関する．さらに 6 年後の内頸動脈内膜中膜肥厚の独立した予測因子となることも報告されている[95]．

　重篤あるいは急性の疾患における病態評価や予後予測には，血中の可溶性血管内皮グリコカリックス測定が有用であり，プロテアーゼなどによって切断されて血中に遊離する断片化血管内皮グリコカリックスにはシンデカン-1，ヒアルロン酸などがある．生体内の微小血管グリコカリックスの状態を評価する指標としては，前述したように舌下毛細血管の動画を専用プローブで撮影して自動解析を行うことにより血管内皮グリコカリックス脆弱化領域（PBR）を測定する GlycoCheck® がある．

## 血管内皮機能と血管内皮グリコカリックス障害

　動脈硬化のごく早期の段階から，喫煙[96-98]，高コレステロール血症，高血糖，高血圧，酸化ストレス亢進，慢性炎症などの動脈硬化進展促進因子に曝露されることにより，血管内皮機能が低下する（**図 2-7**）．動脈硬化では早期から血管内皮機能が低下する[99]のみならず，心不全や高血圧，血栓塞栓症，不整脈などにおいても血管内皮機能は低下することから，血管内皮機能は心血管病の独立した予後予測因子として注目されている[100]．血管内皮機能は動脈硬化性疾患や慢性心不全において，一次予防[101]はもとより，二次予防においても独立した心血管イベント発生の予後予測因子として機能することが報告されている[102]．さまざまな疾患において低下した血管内皮機能は，高コレステロール

---

*2 NOS アイソフォーム：誘導型 NOS（iNOS，NOS2），血管内皮型 NOS（eNOS，NOS3），神経型 NOS（nNOS，NOS1）の 3 つがあり，ADMA や L-アルギニンによって阻害される．

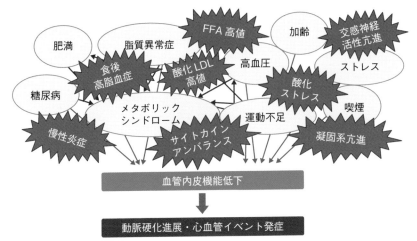

**図 2-7　生活習慣病による血管内皮機能低下**

血管内皮機能は生活習慣病や喫煙などさまざまな状況で低下するが，適切な運動療法や疾病管理を行うことによって血管内皮機能の低下を防ぐことができる．血管内皮機能測定は，動脈硬化進展や心血管イベント発症を予防するための効果判定指標としても用いられる．
FFA：遊離脂肪酸，LDL：低比重リポタンパク質

治療薬[103] や ACE 阻害薬[104,105]，抗炎症性サイトカイン治療によって改善することが報告されている[106]．このため，さまざまな疾患における一次予防のスクリーニングとしてのみならず，二次予防の際に再発・増悪予防への介入を行った際の効果判定指標として血管内皮機能測定が有用と考えられている[107]．

　糸球体疾患の患者においては若年から血管内皮機能が低下し，動脈硬化が進展しやすく，心臓血管死が増加することが知られている[108]．初発のネフローゼ症候群の患者を対象とした横断研究では，腎機能が保たれているネフローゼ症候群の患者において，血中シンデカン-1 濃度の有意な増加が認められた[109]．これらの患者群において，FMD によって測定された血管内皮機能は健常者と比較して有意に低下しており，さらに血中シンデカン-1 濃度上層は FMD によって測定された血管内皮機能の低下と密接な関連を認めた．このため血管内皮グリコカリックス障害によって生じるシンデカン-1 などのグリコカリックス構成要素が血中に遊離するタイミングと FMD で測定される血管内皮機能低下との関係は，ほぼ同時に密接に関連して機能的低下が起こると考えられている．

　さまざまな動物モデルにおいても，血管内皮機能の低下に強く関連して内皮依存性血管拡張反応の低下や血管透過性亢進などを伴う血管内皮グリコカリックス障害が生じることが報告されている．ApoE/LDL受容体欠損マウスを用いた動脈硬化モデルの検討では，動脈硬化性プラークが生じる前段階としてさまざまな血管内皮機能障害と関連するバイオマーカーの血中濃度増加を認めた[51]．具体的には，断片化した血管内皮グリコカリックスのシンデカン-1やendothelial cell specific molecule-1（ESM-1），可溶性血管接着因子のsVCAM-1，凝固・線溶系因子のvWF，t-PA，PAI-1，血管透過性亢進に関わるsoluble fms-like tyrosine kinase-1（sFlt-1）やアンジオポエチン-2の血中濃度が増加した．内皮依存性血管拡張の低下，血管透過性亢進，NO産生低下は動脈硬化発症のごく早期（生後4週）からすでに認められたという．核磁気共鳴画像法（MRI）を用いたFMDによる血管内皮機能や原子間力顕微鏡（AFM）を用いた血管内皮グリコカリックスの検討では，これらの微細な血管内皮機能の異常が出現したあとに，血管内皮機能低下や明らかな血管内皮グリコカリックス層の菲薄化や剥離を認めており，多段階的な血管内皮障害が動脈硬化性プラーク形成に寄与しているとされ，さらに詳細なレベルの検討が進んでいる．

　虚血性心疾患・脳血管疾患・閉塞性動脈硬化症の原因となる動脈硬化や心不全・心房細動は，高血圧・糖尿病・脂質異常症・肥満などの生活習慣病を基盤として発症するが，これらの病態では早期から血管内皮機能の低下を認めることが知られている．血管内皮機能は独立した心血管病予後予測因子として知られており，循環器病発症リスクの評価や循環器病二次予防のための疾病管理における効果判定指標として，臨床的に血管内皮機能測定が行われている．血管内皮機能低下は動脈硬化を惹起し，その動脈硬化がさらなる認知機能低下を促進することも明らかになっている．血管内皮グリコカリックスは，さまざまな循環器関連の病態においても細胞-細胞接着を制御し，血管透過性に関わるほか，血管内皮細胞の機能維持に重要な働きを担う[110]．

　血管内皮機能のなかでも，血液/微小血管/組織の相互作用で中心的な役割を果たすキサンチンオキシダーゼやアンチトロンビンⅢが特に重要とされており[111]，血管内皮グリコカリックスが障害された状態では血管内皮機能が損なわれ，さまざまな疾患を引き起こすと考えられている[112,113]．近年，血管内皮グリコカリックスが血管内皮細胞の増殖・分化・アポトーシス，細胞骨格，細

胞変形能，血栓形成，炎症制御，免疫などのさまざまな細胞表面から細胞内シグナル伝達の制御に関わることが明らかとなった．血管内皮グリコカリックスは高張食塩負荷[68]，酸化 LDL 負荷[69]，高脂肪食[114]，過剰輸液，血管壁のシェアストレスの低下によって障害され，糖尿病や炎症性疾患，脱水，家族性高コレステロール血症，慢性心不全[88]，微小血管狭心症[90]，心原性ショック[79] の患者で障害される．これらの知見から，血管内皮グリコカリックスの状態が動脈硬化性疾患や慢性心不全の疾病管理の状況を反映すると考えられ，有用なバイオマーカーとして期待されている．

## 血管内皮グリコカリックスと循環器関連疾患との関係

　循環器疾患に関与するリスク因子のうち，血管内皮グリコカリックス障害が報告されているのは，喫煙[115]，高脂肪食[114]，糖尿病[85,86]，慢性腎臓病（CKD）[116]，高血圧[117]，家族性高コレステロール血症[118]，低 HDL コレステロール血症[119]，動脈硬化性疾患[120-125]，ラクナ梗塞[126]，認知症[127]，微小血管狭心症[90]，慢性心不全[88] である．このうち，低 HDL コレステロール血症は，喫煙や運動不足，肥満やメタボリックシンドロームで観察されるが，いずれも血管内皮機能低下と深く関与する．

　急性心筋梗塞と不安定狭心症を合わせて急性冠症候群（ACS）と呼ぶが，ACS 患者の血中シンデカン-1 濃度は異常高値を示すことが知られており，特に男性ではより高値であり，血中シンデカン-1 濃度が 148 ng/mL 以上の場合は ACS と診断できるとされる[78]．ACS の病理学的メカニズムとして重要なプラーク破裂[*3] やプラークびらん[*4] の機序には，血管内皮グリコカリックス障害が深く関わっていると考えられている．また，ACS の成因は季節によって異なることが報告されており，成因としてのプラーク破裂は冬に多く，プラークびらんは夏に多いとされる[128]．冬にプラーク破裂が多い理由として，血圧の上昇とそれに伴う冠動脈内圧の上昇があり，夏にプラークびらんが増える理

---

＊3　プラーク破裂（plaque rupture）：冠動脈プラークを覆う線維性被膜の破裂部位に血栓形成をきたすことで，内腔が急速に狭窄・閉塞して ACS を引き起こす．

＊4　プラークびらん（plaque erosion）：冠動脈プラークの線維性被膜の破裂を伴わずに，軽微な内膜障害部位に血栓が形成されることにより，ACS が引き起こされるとする病理学的なメカニズムの一つ．局所的に強い血管内皮グリコカリックス障害が生じた部位に発生する可能性が高いと考えられている．

由として脱水の影響があるとされる．血管内皮グリコカリックス障害の長期的な影響はプラーク増大をもたらし，その結果として生じる血管内皮細胞アポトーシスがプラーク破裂の原因になると考えられる一方で，プラークびらんは血管内皮グリコカリックス障害のうち比較的短期間の影響を受けて生じる急性障害に基づく病理学的変化である可能性が示唆される．

　微小血管狭心症の発症メカニズムの一つとして，冠動脈の血管内皮機能障害が原因とされている[90]．また，増加し続けている高齢者心不全[129]に多くみられる収縮機能は保たれているが拡張障害を伴う心不全（heart failure preserved ejection fraction：HFpEF）[130]の原因として，心臓微小循環の血管内皮機能障害が考えられている[131,132]．急性心筋炎においては冠動脈微小血管の血管内皮グリコカリックスが損傷されることにより，血漿成分が血管外に漏出することで心筋炎様心筋浮腫を生じることが動物実験において証明されている[110]．これらの臨床病態のメカニズムとしての血管内皮グリコカリックス障害と，その制御方法に関する試みが注目されている．

　がん患者は血栓塞栓症のリスクが高く，その死因の最多は原病死であるが，血栓塞栓症は第2位の死因となっており，がん関連血栓症（CAT）と呼ばれる．近年，そのメカニズムが少しずつ明らかになってきており，血小板活性化受容体であるCLEC-2（C-type lectin-like receptor 2）とその内因性リガンドであるポドプラニン（podoplanin）の相互作用が，がん関連血栓症を誘導することが知られている[133]．CLEC-2遺伝子欠損マウスでは，がん関連血栓症の発症が減少するのみならず，血中炎症性サイトカインの抑制，貧血を減らし，サルコペニアも減少させた．また，本来はポドプラニンが発現していない血管内皮細胞において，血栓性の炎症が異所性にポドプラニンの発現を誘導してがん関連血栓症を発症させるとともに，がん細胞の転移を促進することが明らかとなった．一方で，31剖検症例から得られた腹部大動脈組織の検討によれば，動脈硬化が進行した部位ではポドプラニンの遺伝子とタンパク質の発現が亢進していた[134]．また，ラットの頸動脈血管内皮細胞にポドプラニンを過剰発現させると血管内皮表面にびらん性の障害を生じて血栓形成を促進するとともに，ポドプラニンを発現している血管内皮細胞には血栓形成が観察され，抗ポドプラニン抗体はVEGF-Aによる血小板凝集を抑制した[135]．ポドプラニンは血管内皮グリコカリックスの一つであるヒアルロン酸の主要な受容体であるCD44と結合して細胞の遊走などを制御することなどから[136]，ポドプラニン

の異所性発現がプラークびらんを引き起こすメカニズムに，血管内皮グリコカリックスが深く関わっている可能性が示唆される．

　急性疾患における断片化グリコカリックスの急激な血中濃度上昇と異なり，くすぶり型の慢性炎症を基盤とする動脈硬化性疾患や安定狭心症のような慢性病態においては，むしろ血中の断片化グリコカリックス濃度は低下している[137]．このような病態においては，血管内皮細胞によるグリコカリックス産生の低下や分解促進により，グリコカリックス層の菲薄化と断片化グリコカリックス血中濃度の低下が同時に起こる．このため，血中グリコカリックス濃度測定は，慢性疾患における予後予測や重症度判定指標としては適さない可能性が高い．以上のことから，微小循環の PBR 測定や生体イメージング，グリコカリックス分解作用をもつ物質の血中濃度測定や培養細胞への血清添加による反応性測定など，より鋭敏かつ再現性の高い測定系の確立が急務である．

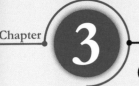

# 3

# COVID-19 による全身性炎症
反応性微小血管内皮症（SIRME）

## 血管内皮グリコカリックス障害と COVID-19 易感染性

　循環器疾患やそのリスクとなる慢性疾患に罹患している患者においては，全身性に慢性の血管内皮グリコカリックス障害が生じていることから，SARS-CoV-2 など血管内皮細胞の ACE2 に親和性のあるウイルスが細胞内に浸入・増殖しやすくなることによって，ウイルス感染症がより重篤になりやすい可能性がある[138]．血管内皮グリコカリックス障害が広範に生じている循環器疾患，高血圧，糖尿病の患者や，喫煙者などでは，COVID-19 が重症化しやすいことが報告されていることから，これらの患者が SARS-CoV-2 に感染した場合は，COVID-19 に伴う全身性炎症性の血管内皮症ともいうべき，ARDS，DIC，川崎病ショック症候群，微小血管塞栓症，致死性不整脈などの，より深刻な合併症の発症に注意する必要がある（p.15 **図 1-7** 参照）．

## ウイルス感染症と血管内皮グリコカリックス

　COVID-19 の原因ウイルスである SARS-CoV-2 は，プラスの極性をもつ一本鎖 RNA ウイルス（positive-sense single-stranded RNA virus）であり，（＋）ssRNA ウイルスに分類される．プラス鎖 RNA ウイルスのゲノムは mRNA としても働き，宿主細胞中でタンパク質に翻訳される．（＋）ssRNA はウイルスのボルティモア分類[*1] の Group Ⅳ に分類され，SARS-CoV-2 のほか，デング熱ウイルス，SARS 関連コロナウイルス（SARS-CoV-1），MERS コロナウイルス（MERS-CoV-2），C 型肝炎ウイルス，黄熱病ウイルス，日本

---

＊1　ボルティモア分類：1975 年にノーベル生理学医学賞を受賞したアメリカの分子生物学者であるデイヴィッド・ボルティモア（David Baltimore）によるウイルス分類．ウイルスの形態学的・遺伝学的特徴に加えて，ウイルス複製サイクルにおける mRNA の産生様式によって 7 つにグループ分けをしている．

脳炎ウイルス，風邪の原因の 30～40％を占めるとされるライノウイルスなど
が含まれる．

　ウイルス感染症については，デング熱と血管内皮グリコカリックスに関する
研究が進んでいる．デング出血熱/デングショック症候群（dengue hemorrhagic
fever/dengue shock syndrome：DHF/DSS）は，微小血管のバリア機能破綻と
ショックが特徴である．デング熱ウイルス非構造タンパク質 1（nonstructural
protein 1：NS1）は，ウイルス複製複合体を血管内皮細胞膜に固定する唯一の膜
関連タンパク質として同定されている．ヒアルロン酸，硫酸ヘパリン，クロー
ディン-1（claudin-5），シンデカン-1（syndecan-1）などの血管内皮グリコカ
リックス構成成分の血中濃度レベルの増加は，血管内皮グリコカリックスの脱
落と血漿成分の血管外漏出を示唆し，重症デング熱感染症の発症・増悪に関連
していた[139,140]．このような重症ウイルス感染症における血管内皮細胞へのウ
イルス侵入や増殖は，ARDS や DIC をはじめとするさまざまな微小血管障害
の原因となる[141,142]．

　インフルエンザ A ウイルスの宿主細胞への感染のしやすさには，ムチンと
呼ばれる細胞表面の保護バリアを構成するグリコカリックスの密度や長さ，グ
リコシル化の状態などによって規定されることが明らかになっている[143]．密
度の高いムチンは，インフルエンザウイルスが細胞表面にある糖脂質受容体に
結合するのを阻害する．ウイルスが細胞に融合する速度はムチンの濃度依存的
に時間がかかることが明らかになった．多くのインフルエンザ治療薬は，イン
フルエンザウイルスとムチン様タンパク質の相互作用を標的としている．

## 全身性炎症反応性微小血管内皮症（SIRME）の定義

　心停止後症候群に準じるようなきわめて重篤な病態で観察されるショック誘
発性内皮症（SHINE）と同様の交感神経・副腎機能亢進に伴う血管内皮グリコ
カリックス障害は，全身性炎症反応性症候群（SIRS）の基準を満たさない
COVID-19 においても，また非ショック状態の軽症～中等度の COVID-19 患
者においても観察される病態である．このため，COVID-19 によって引き起
こされるさまざまな合併症発症の機序として，SARS-CoV-2 による全身性炎
症反応性微小血管内皮症（SIRME，サーミー）を新たに提唱する（**図 3-1**）．

　SIRME は炎症反応性に障害される血管内皮グリコカリックス障害を主要な

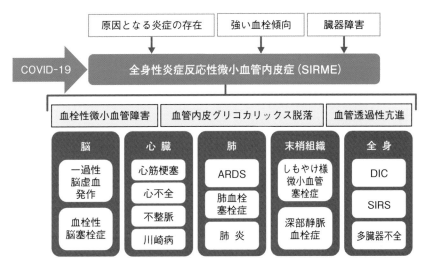

**図 3-1　SIRME によって引き起こされるさまざまな病態**

SIRME は炎症反応性に障害される血管内皮グリコカリックスの損傷によって生じる．SIRME の定義としては，① 原因となる炎症の存在（発熱，CRP や炎症性サイトカインの高値，血管透過性亢進），② 強い血栓傾向（D-ダイマーや FDP の高値），③ 臓器の障害（呼吸数増加，LDH やトランスアミナーゼの高値，心筋逸脱酵素の上昇）の 3 つが同時に引き起こされている病態とする．SIRME は COVID-19 の多彩な合併症を引き起こす主要なメカニズムの一つと推測される．

メカニズムとし，① 血栓性微小血管障害，② 血管内皮グリコカリックスの脱落，③ 血管透過性亢進，を特徴とする[28]．SIRME によって生じる病態には，組織の浮腫，臓器低灌流，凝固・線溶系異常，微小血管血栓形成がある．SIRME は，① 原因となる炎症の存在（発熱，CRP や炎症性サイトカインの高値），② 強い血栓傾向（D-ダイマーや FDP の高値）や血管透過性亢進，③ 臓器の障害（呼吸数増加，乳酸脱水素酵素やトランスアミナーゼの高値，心筋逸脱酵素の上昇）の 3 つが同時に満たされている病態と定義する（**表 3-1**）．さらに上記の①〜③に加えて，④ 断片化グリコカリックス血中濃度の異常高値，⑤ 両肺に多発するすりガラス様陰影，のいずれかを認める場合は，DIC への移行や ARDS の増悪などを生じるリスクが高いため，急激な病態悪化に注意すべきである．

## 重度の炎症が誘発する血管内皮機能障害

COVID-19 を発症して死亡した，冠動脈疾患と高血圧がある腎移植後患者，

### 表 3-1　SIRME の定義

| 定　義 | 項　目 | 具体的な事項（いずれかを満たす） |
|---|---|---|
| SIRME<br>（右の 3 つを同時に満たす） | 炎症の存在 | 発熱，CRP 高値，炎症性サイトカイン高値 |
| | 血管内皮障害 | 強い血栓傾向（D-ダイマーや FDP の高値，微小血管塞栓症），血管透過性亢進（組織の浮腫） |
| | 臓器障害 | 呼吸数増加・低酸素，乳酸脱水酵素やトランスアミナーゼの高値，心筋逸脱酵素の上昇 |
| 重症 SIRME<br>（上記に加えて右のいずれかを満たす） | | 断片化グリコカリックスの血中濃度高値，血管内皮グリコカリックス脆弱化領域（PBR）高値 |
| | | 両肺に多発するすりガラス様陰影 |

糖尿病と高血圧の肥満患者，高血圧患者の 3 人について，死後に組織を電子顕微鏡で観察したところ，血管内皮細胞へのウイルス侵入の痕跡（ウイルス小体の存在）と，炎症細胞の集簇，内皮細胞のアポトーシスとピロトーシス[*2]が観察された[106]．この「COVID-19 内皮炎」は全身の血管内皮機能障害を惹起し，特に微小循環機能障害はさまざまな合併症の発症と関与する可能性が指摘されている．

　血管内皮グリコカリックスは，血管透過性と微小血管トーヌスの制御，微小血管塞栓症の予防，白血球接着の調節など，血管系の恒常性維持を担っている[141]．敗血症によって，血管内皮グリコカリックスは，メタロプロテイナーゼ，ヘパラナーゼ，ヒアルロニダーゼなどの炎症関連酵素の活性化メカニズムを介して分解される[80]．微小血管内皮障害は通常の画像診断で評価することが困難なため，初期の微小血管障害が見落とされてしまうことによる診断や治療の遅れが，COVID-19 患者の重症化を予見することをさらに難しくしている可能性が高い．

　繊細な層を構成する血管グリコカリックスの全身的な損傷は，血管外へのタンパク質と水の輸送の増加，すなわち血漿成分の血管外漏出の原因となる．敗血症では，血管内皮グリコカリックスが障害され，その層が薄くなり，微小血

---

＊2　ピロトーシス（pyroptosis）：炎症誘導性プログラム細胞死．Caspase 依存的な細胞死であり，ネクロトーシス（necroptosis）やフェロトーシス（ferroptosis）とともに非アポトーシス性細胞死（non-apoptotic cell death）に分類され，炎症性サイトカインの放出を伴う自然免疫応答の一つ．敗血症における過剰な炎症反応への関与が注目されている．

管の過剰な透過性を誘発し，さまざまな臓器に間質性浮腫を引き起こす[80,81]．血管内皮グリコカリックスの全身性の脱落は，重篤感染症，敗血症，出血性ショック，火傷，外傷性脳損傷[82]，および高死亡率に関連する症候群である外傷性内皮症などの致命的な病状で急激に発生する[29]．さまざまな基礎疾患をもつ患者は，複雑なメカニズムにより慢性的な全身性の血管内皮グリコカリックス障害を有しているが，ひとたび，これらの患者が SARS-CoV-2 に感染してしまうと，COVID-19 によって誘発される全身性炎症反応性微小血管内皮症（SIRME）が生じ，ARDS，DIC，川崎病ショック症候群，微小血管塞栓症，不整脈などのさまざまな深刻な合併症を発症する可能性が高くなる（p.15 **図1-7** 参照）．

## 血管内皮グリコカリックス障害と不整脈・突然死

Connexin43（Cx43）は重要な心臓ギャップ結合タンパク質であり，虚血や炎症は Cx43 ヘミチャネルの異常を引き起こす[144,145]．Cx43 タンパク質発現の変化は心臓に不整脈基質を形成し，心臓突然死の原因となる致死性不整脈の発生に寄与する[146]．興味深いことに，血管内皮グリコカリックス障害は血管内皮に発現する Cx43 タンパク質を分解し，血管内皮細胞と血管組織の恒常性を維持する内皮細胞間の分子輸送を阻害する[147]．COVID-19 のような重度のウイルス感染による敗血症で誘発される血管内皮グリコカリックス障害は，微小血管および心臓における Cx43 タンパク質発現にも関与する．SARS-CoV-2 は ACE2 を豊富に発現する，心筋細胞，心筋線維芽細胞，冠動脈内皮細胞に結合することから[148]，これらの細胞への SARS-CoV-2 の浸潤・増殖は，Cx43 タンパク質発現に影響を与えることで不整脈の基質を増加させる可能性があり，COVID-19 患者にみられる突然死の原因として，これらの細胞に発現する Cx43 タンパク質を介する致死性不整脈誘発が懸念される．

COVID-19 患者は低ナトリウム血症などの電解質異常を示す傾向があるため[149]，致死性不整脈を予測するには，血液検査による電解質のチェックが重要である．さらに，多くの抗ウイルス薬は不整脈やその他の心血管障害を引き起こす可能性があり，心毒性のリスクを注意深く監視する必要がある[150]．よって何らかの症状がある COVID-19 患者においては，電解質異常のほか，QT 延長や不整脈の有無をチェックするための心電図検査実施が望ましい．一

方で，COVID-19 患者に投与される抗ウイルス薬の多くは，抗凝固薬や抗不整脈薬，降圧薬などの血中濃度を上昇させることが知られているため，薬物相互作用についても十分に注意したうえで，不整脈などをモニターしながら慎重に投与することが必要である．

## 川崎病ショック症候群と血管内皮グリコカリックス

　川崎病は主に 5 歳未満の子どもに発生する急性熱性全身性血管炎であり，全身性血管炎は特に中小動脈で観察される．川崎病は季節的，時間的，地域的なパターンを示すため，感染性因子が原因あるいは川崎病の原因を誘発する因子と考えられている[151]．血清学的検査の報告によると，川崎病の発症はコロナウイルスの一種である HCoV-229E が関与する[152]．その正確な発症メカニズムは不明であるが，遺伝的要因，感染症，および免疫の複雑な相互作用であると考えられている[153]．冠状動脈瘤については，男性，好中球/リンパ球比が高い免疫グロブリン補充療法（IVIG）非反応例，強心薬使用症例，心不全症例，腹痛や神経症状を伴う症例においては，有意に冠動脈瘤の発生が多いとされる[154]．

　川崎病または川崎病様の疾患の増加は，世界各国において COVID-19 アウトブレイクと一致するかのように報告が多発している．川崎病の重症なサブタイプである川崎病ショック症候群は，川崎病のまれな合併症であり，重大な後遺症や死亡のリスクと関連する[155]．これまでの報告によると，川崎病と診断された連続 187 人のうち，13 人（7%）が川崎病ショック症候群の定義を満たした．川崎病ショック症候群は，より重度の炎症性サイトカイン産生が特徴であり，IVIG 非反応性や冠状動脈異常を発症しやすい傾向があった[156]．重症 COVID-19 のうち，川崎病ショック症候群とほぼ同様の腹痛や胃腸症状を有するトキシック・ショック症候群と一致する特徴を有する小児の増加が警告されている．

　川崎病では急性期に脱落した血管内皮グリコカリックス（シンデカン-1 とヒアルロン酸）の血中濃度が有意に上昇しており，特に血清ヒアルロン酸は川崎病における冠動脈病変の将来の発症・増悪を予測するために最も有用な予後予測バイオマーカーであった[71]．血管内皮グリコカリックスの主要なコアタンパク質の一つである可溶性シンデカン-1 の血清レベルは，川崎病における血管

内皮障害と炎症を反映していると考えられている[157]．川崎病と COVID-19 に共通する病態を考えると，これまでの川崎病での血管内皮グリコカリックス障害とグリコカリックス関連バイオマーカーの知見を応用することにより，発症頻度は数少ないが，いざ発症してしまうと重症化しやすい小児～若年患者における COVID-19 重症例早期発見に貢献できる可能性が高い．重症 COVID-19 や川崎病ショック症候群様の症状を呈する COVID-19 患者の発症を予測するバイオマーカーの開発と，新たな治療戦略に関する研究推進が期待される．

## 血管内皮グリコカリックス障害によって引き起こされる重篤な COVID-19 合併症

重度の敗血症性ショックは COVID-19 によって引き起こされ，敗血症は血管内皮グリコカリックスの分解を全身性に引き起こす．血管内皮グリコカリックス障害による血管内皮機能不全は，敗血症誘発性の血管内皮細胞の損傷を引き起こし，微小血管の急激な透過性亢進につながる．血管内皮グリコカリックスは，肺血管のバリア機能とその恒常性を維持するうえでも重要な調節因子であることが知られている[158]．ここでは，重要な COVID-19 関連の合併症のメカニズムに関して，血管内皮グリコカリックスに関する最近の知見を紹介する．

### ❶ 敗血症性ショック

敗血症の病態生理学的プロセスの一つは血管内皮機能不全であり，進行すると DIC を引き起こす．血管内皮グリコカリックスの分解は，敗血症における血管内皮損傷の最も早期かつ最も重要なメカニズムの一つである[159]．39 人の敗血症患者を対象とした検討において，15 人の健常者と比較して，敗血症患者では血中シンデカン-1 濃度が有意に増加していた[160]．血中シンデカン-1 濃度は敗血症の重症度や 28 日後の死亡と関連するのみならず，DIC の発症に関連していたことから，シンデカン-1 は DIC 発症の予測マーカーになると考えられている．

マウスモデルにおいて，血管内皮表面のグリコカリックス総量やその厚みは敗血症によって劇的に減少し，過剰な ROS や，TNF-$\alpha$，IL-1$\beta$ などの炎症性サイトカインは，敗血症における血管内皮グリコカリックス分解の主な要因と考えられている[161]．このような病態においては，シェダーゼ，ヘパラナーゼ，

マトリックスメタロプロテアーゼ（MMP）などの血管内皮グリコカリックス分解酵素が活性化する．何らかの原因によってダメージを受けた，より薄く粗な血管内皮グリコカリックスは，血管透過性亢進およびその結果としての組織の浮腫，循環血液量減少，不適切な血管拡張による生体の恒常性バランスの破綻，白血球遊走，血小板凝集促進，および肺損傷に関連する[80,162]．肺血管透過性の亢進を誘発する敗血症では，急性肺損傷および ARDS[163] の病態を急速に悪化させる．

### ❷ 急性呼吸窮迫症候群（ARDS）

ARDS は微小血管の透過性と炎症の亢進に伴う病理学的メカニズムを特徴とする急性呼吸不全の症候群であり，その主な特徴は，肺内皮細胞の損傷，重度の炎症反応，好中球の接着または浸潤，間質性浮腫である．血管内皮グリコカリックスと炎症反応は，ARDS の悪化病態として重要である[164]．アルブミン漏出に関連する肺水腫は，血管内皮グリコカリックスの分解と密接に関連することが報告されている[157]．血管内皮グリコカリックスは，アルブミンの浸出を防ぐための物理的なバリアとしてだけでなく，血行力学に関与するシグナル伝達分子としても機能する[158,165-168]．

### ❸ DIC，微小血管塞栓症

DIC では，さまざまな原因疾患によって凝固系が活性化され，全身の微小血管内に微小血栓が多発する病態であり，重症化すると微小循環不全による多臓器不全や血小板，凝固因子の消費による出血傾向をきたす症候群である．敗血症に伴う DIC の病態では SIRS が DIC の引き金となり，線溶系抑制型 DIC へと進行していく．

血管内皮グリコカリックスは，微小血管透過性の制御や血栓形成の予防的な生体防御機能において重要な調節因子である[168]．COVID-19 のみならず，従来から SARS-CoV-1 や MERS-CoV-2 のコロナウイルス感染患者においても凝固障害を発症することが知られており[5]，COVID-19 生存者の 71.4% で DIC が観察されたと報告されている[26]．最近，国際血栓症および止血学会（International Society on Thrombosis and Haemostasis：ISTH）DIC 科学標準化委員会は，「敗血症誘発性凝固障害（sepsis-induced coagulopathy：SIC）」と呼ばれるカテゴリを提案し，DIC の早期診断とこれらの重症患者へのより迅速な介入を推奨している[169]．

### ❹ 多臓器不全

全身性虚血は，心停止，外傷での出血性ショック，心原性ショックにより複雑化した ST 上昇型心筋梗塞など，生命に関わるさまざまな臨床病態で生じる[162,170]．このように生命の危機に直面する重篤な状況では，血管内皮グリコカリックスの構造と機能の歪みが，多臓器機能障害の原因となる．特に，腎臓，心臓，肺，および肝臓における虚血/再灌流障害は，多臓器に及ぶ複雑な虚血病態を引き起こし，病態悪化の中心的な役割を果たす[51,171]．これらの虚血/再灌流障害における血管内皮グリコカリックス障害は，特に血管内皮細胞における NADPH オキシダーゼ 2（NOX2）や血管内皮グリコカリックスの構成要素であるグリコサミノグリカンに結合しているキサンチンオキシダーゼの活性化を通じて生じる過剰な ROS 産生亢進によって媒介される[172,173]．

## 血管内皮グリコカリックス障害と COVID-19 重症化の性差について

重症 COVID-19 とその院内死亡率に明らかな性差のあることが報告されており，男性ではより重症化しやすい．COVID-19 の重症度と男性ホルモンとの関係，または男性に多く含まれる喫煙者の割合などがこれらの研究に関与する可能性が示唆されているが，この性差を十分に説明できるとされる根拠は現時点では十分ではない．COVID-19 の重症度と死亡率の性差の重要な根拠として，血管内皮グリコカリックスにおける性差の関与を検討すべきかもしれない．

急性冠症候群の患者では，男性よりも女性において血中シンデカン-1 濃度が優位に高いことが報告されている[90]．一方で，シンデカン-4 の血中レベルは急性心筋梗塞の発症に関連しており，その関連は男性より女性のほうが強かった[174]．これらのデータは，虚血性心疾患発症前の男性の血管内皮細胞における血管内皮グリコカリックスの菲薄化や，血管内皮グリコカリックス脆弱化領域の増大，または関連するプロテアーゼ活性の亢進のいずれかの性差に基づくものと考えられている[175]．アテローム性動脈硬化の進行と虚血性心血管疾患の性差の根底にある性差メカニズムは，血管内皮グリコカリックスの性差によって説明できる可能性がある．

## ●血管内皮グリコカリックス障害と
## COVID-19 重症化の人種差について

　COVID-19 患者の多くは軽症であるが，重症化した患者数は国によって大きなばらつきがあり，その原因については各国の感染症対策以外に人種差ともいうべき決定的な違いがあるのではないかとする根拠を明らかにしようと，さまざまな「理由」が議論されている．例えば，BCG[*3] 接種による免疫増強がCOVID-19 の重症化を防ぐのではないかとする意見があった．BCG 実施率の高いブラジルにおいて重症患者が少なくないことから，以前よりかなり懐疑的な意見が多かったが，BCG に COVID-19 発症率や致死率に影響がないことがイスラエルから報告された[176]．イスラエルでは 1955 年からすべての新生児を対象に BCG ワクチン接種を行って全国民の接種率 90% を達成したことから，1982 年に予防接種の制度を改正し，結核の有病率が高い地域からの移民のみを対象に接種を行うようになった．小児期に BCG ワクチン接種を受けた世代と受けていない世代との COVID-19 確定症例数と致死率のどちらにも差は認められなかった．

　アジア地域において COVID-19 重症例が少ない理由については，これまでに SARS-CoV-2 だけではなく，数多くの新しいウイルス感染症がアジア地域から発症していることから，アジア地域の国民は SARS-CoV-2 にかなり近い遺伝子配列をもつウイルスに過去に感染した人が多く，すでに COVID-19 に対して高い免疫力をもっているのではないか，とする希望的観測説がある．2009 年にブタに流行していたインフルエンザがヒトに感染するように変異した新型インフルエンザ（A 型，H1N1 亜型）が世界的に流行したが，このときのウイルスの特徴は，感染力は強いものの，トリインフルエンザや SARS のように重症化することが少なく，健康な人は軽症のまま回復したことに加え，通常のインフルエンザと大きく異なって高齢者に感染者が少なかったことで注目を浴びた．アメリカ疾病予防管理センター（Centers for Disease Control and

---

＊3　BCG：結核を予防するワクチンの通称．このワクチンを開発したフランスのパスツール研究所の研究者の名前に由来するカルメット・ゲラン桿菌（Bacille Calmette-Guerin）の頭文字をとったもの．ウシ型結核菌の実験室培養を繰り返して，時間をかけて弱毒化した結核に対する生ワクチン．乳幼児期に BCG を接種することにより，結核の発症を 52〜74% 程度，重篤な髄膜炎や全身性の結核に関しては 64〜78% 程度予防できるとされる．

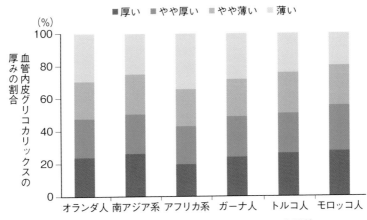

図 3-2　**血管内皮グリコカリックスの厚みと人種差**

6,169 人の多民族コミュニティを対象とする血管内皮グリコカリックス脆弱化領域（PBR）測定から得られた人種ごとの血管内皮グリコカリックスの厚みとその割合．オランダ人，アフリカ系，ガーナ人に分類された研究対象者は血管内皮グリコカリックスの厚みが薄い人の割合が多く，南アジア系やトルコ人，モロッコ人では，厚い人の割合が多い.
（Valerio L, et al.: PLoS One, 14: e0213097, 2019 より著者作成）

Prevention：CDC）の報告によると，60 代以降の人々の一部にブタ由来ウイルス（A 型，H1N1）に反応する交差抗体が確認されており，わが国においても，60〜100 歳代の高齢者 30 人のうち 4 割で交差抗体が確認された．もともとコロナウイルス感染症そのものは風邪のウイルスとしてアジア地域では毎冬のように蔓延を繰り返しており，SARS-CoV-2 と交差反応をもつウイルスに感染の既往をもつ人々が多くいても不思議ではない．

　血管内皮グリコカリックスに着目してみると，6,169 人の多民族コミュニティを対象とする PBR 測定の横断的観察研究がオランダから報告されており[84]，血管内皮グリコカリックスの厚みと人種差を考察するうえでとても興味深い．933 人のオランダ人，793 人のアフリカ系，938 人のガーナ人では，血管内皮グリコカリックスの厚みが薄い人の割合が多く，1,070 人の南アジア系，1,194 人のトルコ人，1,241 人のモロッコ人では，厚い人の割合が多い（**図 3-2**）．極言すれば，白人系・黒人系の人々が多い国々と比較して，アジア系・アラブ系の人々が多い国々で血管内皮グリコカリックスが厚い人の割合が多く，薄い人の割合が少ない傾向といえる．これは単なる偶然の一致なのか，それとも血管内皮グリコカリックスを標的とするウイルスに特徴的な人種差な

のかについては，さらなる検討が必要と考える．

　COVID-19 重症化の人種差について考える際には，文化や生活習慣の違いともいうべき民族的な差異，経済格差や医療格差など社会システム的な問題を内包する差異が国によって大きく反映されている可能性についても考慮すべきである．CDC の発表データによると，45～54 歳の白人の死亡率が 22% だったのに対し，アフリカ系アメリカ人やラテン・ヒスパニック系の死亡率は白人の 6 倍にものぼることが明らかとなっている．同様の傾向はイギリスでも確認されており，黒人，アジア人，少数民族などのマイノリティの人々においては SARS-CoV-2 感染者数も多く，COVID-19 発症後も重症化する患者の割合が高い．こうした国々におけるマイノリティの「人種差」については，遺伝子解析で明らかになるような生物学的な違いではなく，社会的な差別に起因する可能性が高いと考えられている．マイノリティの人々は感染リスクの高い職業に就く割合が高く，密集した集合住宅に居住する割合も高く，教育・健康などへのアクセスが十分ではないためのヘルス・リテラシーの低さなど，さまざまな面でマイノリティへの社会経済的不平等が存在することが指摘されている．さらにマイノリティの人々は，さまざまな理由により医療へのアクセスが不十分なため，高血圧や肥満，糖尿病などの基礎疾患をもつ割合が高いといった医療格差が存在する．こうした社会的な人種差が SARS-CoV-2 感染のリスクを上昇させ，COVID-19 を重症化しやすくさせる一因と考えられており，世界的な感染症対策を考えるうえでも大きな社会問題となっている．

　血管内皮グリコカリックスは動脈硬化性疾患の原因となる危険因子などによって障害される包括的な評価指標であることが知られているため，血管内皮グリコカリックスの厚みにおける人種差・民族差[84] については，貧困や医療格差を反映しているにすぎない可能性は否定できない．その意味では，人種や経済・社会・教育・医療環境にかかわらず，血管内皮グリコカリックス障害を生じやすい状況にある SIRME ハイリスク群に含まれる人々を対象とした重症化対策に，医療資源を集中するような政策へとシフトしていく必要があるように思われる．

# まとめ

　全身性炎症反応性微小血管内皮症（SIRME）は，COVID-19患者の病態悪化の機序を一元的に説明できる．

## ❶ 基礎疾患としての循環器疾患と COVID-19 易感染性

　血管内皮グリコカリックスは，高血圧，肥満，糖尿病，心血管疾患，喫煙などにより障害を受ける．これらの基礎疾患により血管内皮グリコカリックスが障害されている人々においては，SARS-CoV-2感染リスクの上昇が懸念される．

## ❷ COVID-19 を重症化させる危険因子

　若年者と比較して，高齢者により高頻度に観察される血管内皮グリコカリックス障害のある微小血管においては，SARS-CoV-2が感染しやすいだけでなく，ウイルス感染が引き起こす炎症により全身性に微小血管障害が生じる．血管内皮グリコカリックス障害による微小血管の透過性亢進，強い血栓傾向，過剰な炎症性サイトカインや活性酸素種の放出，白血球および血小板の活性化と接着促進などによる微小血管障害に基づく臓器の障害を含む概念を，全身性炎症反応性微小血管内皮症（SIRME）と定義する．

## ❸ 血管内皮グリコカリックス障害による COVID-19 の重篤な合併症

　SIRMEが遷延することにより，ARDS，微小血管塞栓症，DIC，川崎病ショック症候群などの急速な病態悪化や，不整脈・突然死，多臓器不全など重篤な病態に進行する．悪化徴候を早期に検出するためには，微小血管内皮障害に関与する血中バイオマーカー測定が有用である可能性が高く，血管内皮グリコカリックス障害を標的とした予防・治療戦略が期待される．

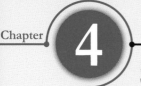

# SIRME の重症度を反映する バイオマーカーの候補

## 血管内皮グリコカリックス

　血管内皮グリコカリックスのうち，その主要なコアタンパク質の一つである
シンデカン-1（sCD138）の血中濃度に関する報告が最も多い[177]．健常成人の
可溶性シンデカン-1 血中濃度は 0.3〜58.5 ng/mL とされるが，手術侵襲など
で上昇し，敗血症では異常高値となる．川崎病では血中シンデカン-1 やヒア
ルロン酸の濃度が上昇し[71,157]，重症度や予後と関連していたことから，川崎
病ショック症候群や ARDS への移行など，急激な病態悪化を早期に発見する
ためには，これらの可溶性血管内皮グリコカリックスの測定が有用と考えられ
る．2020 年 4 月 22 日にフランスのルーアン大学病院で開始された血管内皮機
能に関する臨床研究では，ICU に入室した重症 COVID-19 患者を対象とし，
血中 ICAM-1，Endothelin-1，VEGF-A，sVEGFR-1，D-ダイマー，vWF な
どの血管内皮障害関連バイオマーカーを測定するとともに，血中シンデカン-1
の測定が予定されている（ClinicalTrials.gov[*1]，ID：NCT04357847）．敗血症に
おいて血中シンデカン-1 は DIC への進行や 28 日以内の死亡を予測するバイ
オマーカーであったことから[160]，COVID-19 患者においても同様の有効性が
期待できる．

　ICU に入室後 24 時間以内に血管内皮グリコカリックスの菲薄化（PBR 高
値）を認める群では，敗血症による死亡が多かったことから，敗血症における
入院早期の PBR 高値は予後不良を反映するバイオマーカーの一つと考えられ
ている[178]．舌下微小血管グリコカリックスを観察するための生体顕微鏡のプ
ローブにはディスポーザブルのプラスチック・カバーが使用されるものの，測

---

＊1　ClinicalTrial.gov：アメリカ国立公衆衛生研究所（NIH）とアメリカ医薬食品局（FDA）がア
　　　メリカ国立医学図書館（NLM）を介して提供する，現在行われている臨床研究に関する情報
　　　データベース（https://clinicaltrials.gov/ct2/home）．2020 年 8 月 1 日現在，216ヵ国，347,442
　　　の臨床研究が登録されている世界最大級の臨床試験登録サイト．

定機器の感染管理の問題もあり，現時点では COVID-19 患者に対する PBR 測定を組み込んだ臨床研究の登録や報告はない．

## 断片化肺上皮グリコカリックス

　グリコカリックスは全身の組織の保護的バリアのような役割を担っており，血管内皮グリコカリックスだけではなく，ムチンと呼ばれる腸管の細胞や気管支および口腔の粘膜から産生されるグリコカリックス，歯の表面を覆うグリコカリックスなど，古典的な物理的生体防御機構と考えられている．肺上皮細胞を覆うグリコカリックスのうちヘパラン硫酸は肺胞上皮への直接的な損傷によって切断され，その断片は肺損傷後 3 週間にわたって呼気中に検出されることが知られている．ヘパラン硫酸断片の吸引により，肺胞 II 型上皮細胞の増殖を促進する肝細胞増殖因子（hepatic growth factor：HGF）にヘパラン硫酸断片が結合し，肺の線維化を回復させるはずのその増殖シグナルを抑制することで，ブレオマイシン誘導性肺損傷マウスモデルにおける損傷後の肺組織回復を阻害した[179]．COVID-19 患者での呼気中ヘパラン硫酸断片の飛沫化に関する報告はまだないが，ARDS を発症する前段階から肺上皮グリコカリックス障害が生じていると考えられることから，呼気中のヘパラン硫酸断片の検出が重症化予測に有用である可能性がある．

## トロンビン・アンチトロンビンIII複合体（TAT）

　アンチトロンビン III は血管内皮グリコカリックスと結合してトロンビンによる障害作用から血管内皮細胞を保護し，DIC の進展を抑制する．アンチトロンビン III はトロンビンと結合してトロンビン・アンチトロンビン III 複合体（thrombin-antithrombin III complex：TAT）を形成するため，トロンビン活性が高まる敗血症，術後，急性心筋梗塞，血栓症，DIC などの重篤な疾患では，TAT が高値となる（TAT 基準値：3.0 ng/mL 未満）．このため，TAT は DIC 診断基準の補助的検査項目として採用されている．COVID-19 における SIRME 病態においても，トロンビン阻害指標として血中 TAT 測定をすることが補助的診断の一助となる可能性が高い．

## トロンボモジュリン添加トロンビン生成試験（TGA-TM）

　トロンビン生成試験（thrombin generation assay：TGA）は自動化されたシステムの開発により，近年，多検体の測定が容易になった．従来から測定されているプロトロンビン時間（PT）や活性化部分トロンボプラスチン時間（APTT）はフィブリン析出までの時間を測定するが，TGA ではフィブリン形成の前段階であるトロンビン生成をリアルタイムに定量化し，包括的な凝固機能が測定できる．

　TGA はトロンビン生成能を生体外で評価できる臨床検査であるが，血液サンプルに血管内皮細胞由来の成分を含まないためプロテイン C の活性化が得られないことが，生体外測定系の限界といえる．このため遺伝子組換えヒトトロンボモジュリンを添加するトロンビン生成試験（the thrombomodulin-modified thrombin generation assay：TGA-TM）によって，より生体内凝固に近い測定結果が得られるものと期待されている．2020 年 4 月 15 日より，オーストリアのウィーン医科大学において，COVID-19 患者を含む重度の感染症患者を対象に TGA-TM 測定が予定されている（NCT04356144）．本研究では ICU に入室する 60 人の重症患者の登録を計画しており，TGA と TGA-TM とで得られた測定値とさまざまなパラメータとの関係が解析される予定である．

## ペントラキシン 3 (PTX3)

　血清アミロイド P（serum amyloid P component：SAP）は C-末端に Pentraxin ドメインをもつ Pentraxin super family に属し，五量体構造をとるためペントラキシンとも呼ばれる．SAP は血漿中や脳脊髄液中に存在するほか，アミロイド原線維に結合し，血管周囲や腎糸球体基底膜などに浸潤沈着し，老化やアミロイドーシス発症に関わり，アルツハイマー病に関わるアミロイド $\beta$ との関与も指摘されている．SAP は炎症マーカーとして古くから知られる C 反応性タンパク質（C-reactive protein：CRP）と同じ Short pentraxin に分類され，ともに炎症反応に応答して肝臓で産生される．ペントラキシン 3（pentraxin 3：PTX3）は，体内の炎症によって血管内皮細胞や肺胞上皮細胞，心筋細胞やマクロファージ，好中球，腎尿細管上皮細胞から産生される炎症性タンパク質の一つであり，CRP と同じ Pentraxin super family の Long pentraxin に分類

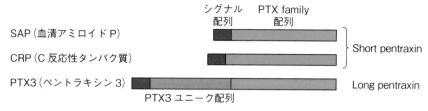

**図 4-1 ペントラキシン 3 (PTX3) と CRP の関係**
いずれも PTX family 配列を有するが，PTX3 には PTX3 ユニーク配列の分だけアミノ酸配列が長くなっている．Short pentraxin の SAP と CRP は肝臓から合成され，Long pentraxin のPTX3 は血管内皮細胞やマクロファージなどさまざまな細胞から産生される．Pentraxin familyはいずれも重要な炎症性メディエータと考えられている．

される（**図 4-1**）．

CRP は主に IL-6 刺激によって肝臓から産生される全身性の非特異的な炎症反応を反映するのに対し，PTX3 は IL-1 や TNF-$\alpha$，LPS などの炎症惹起性シグナルに対して反応性に血管内皮細胞から産生されるため，血管内皮局所の炎症に対して，より鋭敏に反応すると考えられている．急性心筋梗塞患者では早期に血中 PTX3 が高値となることや，培養ヒト臍帯静脈内皮細胞にスタチンを添加すると最も発現が抑制される遺伝子が PTX3 であることなどから，動脈硬化も含めたさまざまな血管内皮障害に関与する炎症メディエータの一つと考えられている．健常人の血中 PTX3 は 2 ng/mL 以下と低値であるが，炎症性疾患の炎症の程度に応じて血中濃度が上昇するため，COVID-19 患者における SIRME 病態の重症度判定や予後予測のバイオマーカーとしても有用である可能性が高い．

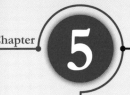

# 5 SIRMEの発症メカニズムを考慮したCOVID-19治療

## 血管内皮グリコカリックス保護に関連するCOVID-19治療の試み

　血管内皮グリコカリックス障害の改善には，その障害の原因となる高血圧，糖尿病，脂質異常症，肥満，喫煙などの冠危険因子の是正が重要であり，COVID-19重症化予防における血管内皮グリコカリックス保護の観点からも，基本的にこれらの疾病管理継続が重要である[119].

　中国・武漢からの報告では，入院を要したCOVID-19患者の93〜95%が，リバビリン，ロピナビル/リトナビル，レムデシビルなどの抗ウイルス薬治療を受けた[35,180,181]. また，回復したCOVID-19患者の血漿輸血は，COVID-19重病患者の治療に有益であったと報告されている[182,183]. 日本ではCOVID-19に対する治療薬として抗ウイルス薬の点滴薬レムデシビルが承認されている.

　2020年7月14日現在，全世界でCOVID-19に対するさまざまな臨床研究が試みられており，イベルメクチン（NCT04438850, NCT04381884），ファビピラビル（NCT04434248），シクレソニド（NCT04377711），プロテアーゼ阻害薬カモスタットメシル酸塩によるTMPRSS2阻害（NCT04353284），ヒト組換え型可溶性ACE2（NCT04335136），IL-6受容体に対するモノクローナル抗体トシリズマブ（NCT04445272, NCT04317092），JAK阻害薬トファシチニブ（NCT04412252），ブルトン型チロシンキナーゼ（BTK）阻害薬アカラブルチニブ（NCT04380688），抗補体C5抗体ラブリズマブ（NCT04369469）など，COVID-19患者に対する治療薬の有効性を明らかにするための臨床試験[*1]が

---

＊1　臨床試験：医薬品や医療機器などの有効性と安全性を立証するために，第Ⅰ相〜第Ⅳ相の順番で段階的に進められる．健常人による安全性や体内動態を調べる臨床薬理試験（第Ⅰ相），少数の患者により安全性を確認しつつ有効性を検討する探索的臨床試験（第Ⅱ相），大勢の患者によってこれまでに得られた有効性と安全性を確認する検証的試験（第Ⅲ相），市販後臨床試験（第Ⅳ相）に分類される．

すでに開始，あるいはまもなく開始されようとしている．

　抗炎症メディエータは，血管内皮グリコカリックスに対する保護作用をもつ薬剤としても治療薬の候補となる．抗ヒト TNF-$\alpha$ モノクローナル抗体インフリキシマブ（NCT04425538）や，鉄キレート剤デフェロキサミン（NCT04333550），メチルプレドニゾロン（NCT04345445），NO 吸入（NCT04388683），コルヒチン（NCT04375202）を用いた臨床試験などがある．これらの物質は抗炎症作用や抗酸化作用を発揮することで，COVID-19 重症化を抑制できるのではないかと期待されている．

　損傷のない十分な厚みのある健全な血管内皮グリコカリックス層と比較して，菲薄化した血管内皮グリコカリックス層では，ドラッグデリバリー（薬物送達）用に特別に設計されたナノ粒子の血管内皮細胞取り込みが大幅に促進させるため，微小血管内皮の損傷を改善する治療法としてこれらのナノ粒子を用いた薬物治療法が期待されている[184]．これらの一連の研究を応用することによって，SARS-CoV-2 により誘発される血管内皮グリコカリックス障害部位を標的とする重症 COVID-19 治療の，新たなドラッグデリバリー法開発が加速化できる可能性が高い．特に，微小血管の血管内皮グリコカリックス障害に焦点を当てた新たな治療的アプローチが期待される．

## 血管内皮保護作用が期待できる COVID-19 治療標的候補とその特徴

　COVID-19 重症化の予防策や治療方法を考えるうえで，全身性炎症反応性微小血管内皮症（SIRME）の視点から標的候補について考えることで，新たな治療戦略の提案を試みたい．ここでは，特に血管内皮保護作用が期待できるとされている治療標的候補について解説する．これらの治療法については，さらなる検討が必要とされるものの，COVID-19 の重症化予防あるいは重症 COVID-19 に対する治療法の標的候補として大いに期待したい．

### ❶ ADAM17

　ADAM17（disintegrin and metalloproteinase domain-containing protein 17）は，ACE2 の細胞膜からの脱落（shedding）に関与するプロテアーゼをコードし，当初は TNF-$\alpha$ の前駆体（pro-TNF-$\alpha$）を特異的に切断する酵素として発見された[185]．ADAM17 活性は敗血症で誘導され，白血球と血管内皮細胞の接

着を促進する因子を放出し，全身性の炎症反応を進行させる[186]．近年，ADAM17 は多様な種類の膜型サイトカイン，細胞接着分子，受容体，リガンド，酵素の外部ドメインを切断して遊離することも明らかになっている．ADAM17 は膜結合型の ACE2 を膜から切断し，可溶性 ACE2（sACE2）の細胞外ドメインを血中に放出することから[187]，ADAM17 のように ACE2 を切断するプロテアーゼは，有力な COVID-19 治療候補の一つと考えられている[188]．

　一方で，ADAM17 のとりわけ重要な働きとして，シンデカン-1 と共発現し，肺胞上皮細胞におけるシンデカン-1 の脱落に強い影響を与えることも明らかになっている[189,190]．これらの機序により，ADAM17 は軽症 COVID-19 患者の重症化予防への効果は期待できるものの，血管内皮グリコカリックス障害による SIRME が重症化した病態が基盤にある COVID-19 患者の重篤な合併症については，むしろその病態を悪化させる懸念がある．このため，これらのプロテアーゼ阻害薬を標的とする治療的介入のタイミングについては，その適応を慎重に判断する必要があるといえる．

## ❷ グリコカリックス投与

　さまざまな因子によってダメージを受けた血管内皮グリコカリックスに対し，グリコカリックスそのものを投与することで心血管保護効果が得られることが知られている．ラット心筋浮腫モデルにおいてグリコカリックス投与の効果があったことから[110]，グリコカリックス構成成分の静脈内投与に血管内皮グリコカリックス障害を改善する効果があると期待されている[191]．動物モデルにおいては，ヒアルロン酸とコンドロイチン硫酸の併用投与が血管内皮グリコカリックス障害の回復に有効であり[192]，培養細胞における血管内皮グリコカリックスの損傷を修復する過程においても，グリコカリックス投与は有効であった[193]．しかしながら，COVID-19 患者に対するグリコカリックス投与の検討は現時点では行われておらず，その有効性については不明である．

## ❸ グリコカリックス切断酵素阻害薬

### 1）ヘパラナーゼ阻害薬

　ヘパラン硫酸，ヘパリンからなる硫酸化糖鎖は生体内で最も強い陰性電荷を有する多糖高分子であり，細胞外マトリックスや細胞表面に分布し，正電荷をもつサイトカイン・ケモカインや炎症関連タンパク質，細胞外マトリックス分子などと会合する．この硫酸化糖鎖を切断するのがヘパラナーゼ（heparanase）

であり，多くの生理活性物質の動態を変化させる．血管透過性を制御する血管内皮グリコカリックスの主成分の一つであるヘパラン硫酸は，シンデカン-1 やグリピカン-1 などのコアタンパク質に結合して血管内皮細胞表面を覆うバリア機能のような役割を担っているが，ヘパラナーゼにより分解され細胞表面から脱落する（p.22 図 2-2 参照）．硫酸化糖鎖は敗血症における TLR4[*2] を介する炎症惹起や，血管内皮細胞表面の糖切断による浸潤促進により発症し，ケモカイン排除による炎症抑制の作用を有する．ヘパラナーゼが基底膜や細胞表面のヘパラン硫酸を分解するだけでなく，それ自身が炎症惹起性シグナル伝達に関与し，炎症性サイトカイン様活性を有する[194]．このため，ヘパラナーゼ阻害薬は血管内皮グリコカリックス保護作用に加え，炎症性サイトカイン抑制作用が期待されている．ヘパラナーゼ阻害薬の PG545 は，腎障害の発症や腎機能障害の悪化に効果が期待されており，急性腎疾患の治療薬としてその効果が報告されている[195,196]．

　LPS 誘導性マウス ARDS モデルにおいて，セリンプロテアーゼ阻害薬のウリナスタチン（ulinastatin）は LPS による肺血管内皮グリコカリックスの破壊を抑制し，ヘパラン硫酸の血中濃度を有意に減少させた[197]．ウリナスタチンは活性型ヘパラナーゼの発現を低下させるとともに，ヘパラナーゼ活性を低下させた．33 臨床試験に基づく 2,344 人の ARDS 患者を対象としたウリナスタチン投与に関するメタ解析では，死亡率の低下，人工呼吸器関連の肺炎の減少，人工呼吸器が必要な期間の短縮，ICU 入室と入院期間の短縮などに効果があった[198]．COVID-19 患者 150 人を対象とするウリナスタチン（8 時間ごとに 20 万単位を 10 日間，もしくは，退院まで静脈内投与）対プラセボ投与の第 I 相および第 II 相臨床試験が 2020 年 9 月よりアメリカ・スタンフォード大学で開始される（NCT04393311）．この臨床試験では，COVID-19 の重症化や死亡，院内死亡を含め，重症患者の転帰が総合的に評価される予定である．

## 2）MMP 阻害薬

　マトリックスメタロプロテアーゼ（matrix metalloproteinase：MMP）阻害薬

---

＊2　TLR（Toll-like receptor）4：Toll 様受容体（TLR）は自然免疫反応に関与する受容体ファミリーであり，TLR4 は 1997 年にグラム陰性菌の細胞壁成分であるリポポリサッカライド（LPS）を認識する分子として同定されたが，各種自己免疫疾患の発症や病態においても重要な役割を担っていることが明らかになっている．TLR4 の下流には MyD88（myeloid differentiation factor 88）依存経路と，TRIF（Toll/interleukin-1 receptor domain-containing adaptor-inducing IFN-β）依存経路の 2 つのシグナル伝達経路により制御されている．

は，グリコカリックスの細胞膜上からの脱落を防ぎ，それに続く血管内皮細胞表面上に存在する接着分子の細胞膜上への露出を阻害することによる抗接着効果を発揮するとともに，さまざまな切断酵素（シェダーゼ）活性を低下させることで，血管内皮細胞間の接着を促進する効果がある[199]．テトラサイクリン系抗菌薬のドキシサイクリン（doxycycline）は，MMP-9 や MMP-2 を含む多くの MMP を阻害する薬剤であり，囊胞線維症の増悪に有用と報告されている[200]．

　SARS-CoV-2 は，ウイルス自身の生存を確実にするために宿主細胞の MMPs と結合するが，テトラサイクリン系抗菌薬は MMP から亜鉛をキレートすることにより，ウイルスの複製能力を制限する．また，テトラサイクリン系抗菌薬は抗炎症作用を有し，核内転写因子である NF-$\kappa$B の遺伝子発現を低下させ，TNF-$\alpha$，IL-1$\beta$，IL-6 などの炎症性サイトカインの放出を抑制し，活性酸素種によるフリーラジカル産生を阻害する．COVID-19 ではこれらの炎症性機序がその重症化に深く関わることから，330 人の COVID-19 患者を対象としたドキシサイクリン（200 mg/日，2 週間の経口投与）とプラセボを用いた第 III 相の無作為化比較検討試験が 2020 年 6 月 1 日よりフランスで開始されている（NCT04371952）．

3）スロデキシド

　血管内皮機能障害は，静脈血栓症やその長期合併症である血栓後症候群の原因と考えられている．スロデキシド（sulodexide）はヘパラーゼによる分解に耐性のあるヘパラン硫酸様化合物であり，生体内外での血管内皮グリコカリックスの再生を促進する．2 型糖尿病患者では血管内皮グリコカリックスが障害され，血管の透過性が亢進しているが，スロデキシド投与によりこれらの病態に改善がみられた[85]．

　血栓リスクのある血管病変の治療や，下肢の慢性静脈性潰瘍治療に用いられるスロデキシドは，生体のオートファジープログラムを活性化して，代謝ストレスまたは非代謝ストレスによって誘発される血管内皮機能障害を改善し，抗血栓作用，線維素溶解促進作用，抗炎症作用を発揮すると考えられている[201]．初期の COVID-19 患者 250 人を対象として，スロデキシドまたはプラセボを 1 日 2 回経口投与し 3 週間継続する第 III 相臨床試験が，2020 年 6 月 5 日よりメキシコで開始されている（NCT04483830）．この臨床試験では，試験開始から 21 日後の入院治療の内容，入院日数，酸素投与が必要だった期間，血清

D-ダイマー値やクレアチニン値が評価される予定である.

## ❹ 抗炎症メディエータ

　血管内皮グリコカリックスに対する保護的効果は，関節リウマチなどの膠原病・自己免疫疾患の治療薬として用いられる分子標的治療薬の TNF-α やその受容体阻害薬であるエタネルセプト[64]，高尿酸血症治療薬のアロプリノール[65]，生体膜を構成するスフィンゴ脂質の代謝産物でありさまざまな生理活性をもつスフィンゴシン-1 リン酸（sphingosine-1 phosphate：S1P)[147]，副腎皮質ホルモンのヒドロコルチゾン[202] などの多くの抗炎症メディエータで報告されている．これらの物質の抗炎症作用や抗酸化作用は血管内皮グリコカリックスの障害因子である炎症や酸化ストレスを制御し，血管内皮細胞だけでなく，血管内皮グリコカリックスの組成そのものにも好ましい影響を及ぼすと考えられている.

### 1）分子標的治療薬

　重症 COVID-19 ではサイトカインストームによる多臓器不全が致命的な合併症を引き起こすため[203]，炎症性サイトカインを制御する分子を標的とした抗サイトカイン療法が激しい炎症を鎮め，全身組織の損傷を防ぐと期待されている．一方で，これらの抗炎症薬は重複感染のリスクを高めるため，COVID-19 の重症化予防効果については懐疑的な意見も少なくない.

　関節リウマチや高安動脈炎の治療薬として用いられる抗ヒト IL-6 モノクローナル抗体医薬トシリズマブを，重症 COVID-19 関連肺炎の患者 450 例に投与した第Ⅲ相臨床試験の COVACTA 試験（NCT04320615）では，肺炎症状の改善と 4 週後の時点での死亡率のいずれもプラセボと比較して有意差は認められなかった（2020 年 7 月 29 日公表）．トシリズマブ投与群では，退院までの入院期間はプラセボ群よりも短かったことから，抗ウイルス薬との併用や，より早期からの投与での有効性に関する臨床試験が検討されている.

　炎症性腸症候群（inflammatory bowel disease：IBD）の治療を受けている 1,511 人の COVID-19 患者を対象としたレジストリの解析によると，抗 TNF-α 抗体製剤による治療を継続している 433 人の患者のうち，16％が COVID-19 のために入院し，0.7％が死亡した[204]．抗炎症作用を期待して投与されるステロイド，免疫抑制・抗がん作用をもつチオプリン製剤（thiopurines），JAK 阻害薬などと比較し，重症化した COVID-19 患者のサイトカインストームに対する治療としては，現時点では TNF-α を標的とした治療が最も安全かつ有

効性が高いと考えられている.

　2020 年 6 月 1 日より抗ヒト TNF-$\alpha$ モノクローナル抗体インフリキシマブ（infliximab）あるいはそのバイオシミラー[*3]（infliximab-abda）を COVID-19 患者に投与する第 II 相臨床試験がアメリカ・タフツ大学で開始されている（NCT04425538）. この臨床研究の主要評価項目は, 酸素化改善までの時間であり, 副次評価項目は 28 日以内の死亡, 治療前と 48 時間後の炎症プロファイルの評価, さまざまな重症化指標の変化などで, それらが解析される予定である.

### 2）高尿酸血症治療薬

　尿酸には強い抗酸化作用があり, 生体にとっては必要な物質であるが, 高尿酸血症ではむしろ酸化促進作用をきたして血管内皮障害が引き起こされる. 尿酸代謝の過程で活性酸素が産生されるとともに, 血管内皮細胞膜の尿酸トランスポーター[*4]から細胞内に尿酸が取り込まれることにより, 酸化ストレスを亢進させて細胞障害をきたすため, 血管内皮細胞からの NO 産生が低下する. 高尿酸血症治療薬のアロプリノールは尿酸生成を抑制するヒポキサンチン異性体であり, 抗酸化作用を有することが知られている. アロプリノールはキサンチン酸化還元酵素（xanthine oxidoreductase：XOR）阻害作用により, ヒポキサンチンからキサンチン, キサンチンから尿酸への 2 段階の反応を阻害する. アロプリノールは XOR により活性代謝産物であるオキシプリノールに酸化されるが, このオキシプリノールにも強力なキサンチン酸化酵素の阻害作用があるため長時間の抗酸化作用持続が得られる. 一方で, 尿酸値を下げ過ぎると, 尿酸による生理的な抗酸化作用が抑制されるため, 逆に血管内皮機能障害を増長させてしまう可能性が指摘されている. このため, 血管内皮保護効果を期待

---

　*3　バイオシミラー：先行のバイオテクノロジー応用医薬品と同等・同質の品質, 安全性および有効性を有する医薬品. バイオ医薬品は高分子化合物であり分子構造が複雑なため, その安定化に工夫を要する. ジェネリック（後発）医薬品では, 生物学的同等性を示すことが容易であるのに対し, バイオシミラーは先行バイオ医薬品との同一性を示すことは困難であり, 免疫原性などに注意する必要があることから, 市販後安全性調査を行う必要がある.

　*4　尿酸トランスポーター：URAT1（uric acid transporter 1）や OAT（organic anion transporter）がある. これらの尿酸トランスポーターはメタボリックシンドロームや高尿酸血症の持続において活性化され, 細胞内に多く取り込まれた尿酸は酸化ストレスを誘導して細胞機能障害を引き起こす. インスリン抵抗性で生じた高インスリン血症では, 近位尿細管でのナトリウム再吸収が亢進し, これと共役する尿酸トランスポーターでは尿酸の再吸収が促進される. 尿酸トランスポーターは腎臓, 脂肪組織, 血管内皮細胞などに発現している.

してこれらの薬剤を使用する際には，適切な血中尿酸濃度を保つためのモニタリングが重要である．

### 3）コルヒチン

コルヒチン（colchicine）は痛風発作時に抗炎症作用と鎮痛作用を期待して投与されるアルカロイドであり，イヌサフランの球根に含まれる．細胞分裂阻害作用を発揮するが，その際に染色体の倍加作用を有するため，種なしスイカなどの品種改良に用いられる薬剤である．

COVID-19 患者に対するコルヒチン投与については，すでにいくつかの無作為化臨床研究が実施されている．ギリシャでは 105 人の COVID-19 患者に対してコルヒチン 0.5 mg を 1 日 2 回，3 週間投与する群とコントロール群とに分ける介入研究を行ったところ，コルヒチン投与群では病態が悪化するまでに時間が有意に改善された（NCT04326790）．ただし，高感度心筋トロポニンや CRP の血中濃度は両群に差がなかった[205]．同様に北イタリアの公立病院において，連続 140 例の COVID-19 患者をコルヒチン投与群と 122 例の通常治療群（ヒドロキシクロロキンかつ/またはデキサメタゾンの静脈内投与，かつ/またはロピナビル・リトナビル）とに割り付けて 21 日後に比較した[206]．コルヒチン投与群では 84.2% と通常治療群の 63.6% と比較して，高い生存率が得られた．ただし，コルヒチンの効果と安全性については，十分にコントロールされた臨床試験が必要と結論づけている．

イタリアでは，通常治療に加えてコルヒチン 0.5 mg を 1 日 3 回，計 1.5 mg/日を 30 日間，COVID-19 患者に投与する多施設無作為化オープンラベルの第 II 相臨床試験が 2020 年 4 月 18 日から開始されている（NCT04375202）．通常治療のみとの比較で，人工呼吸器などのメカニカルな換気サポートが必要な呼吸不全の出現，多臓器不全による ICU 入室，死亡の 3 つが評価される．

### 4）ステロイド療法

ステロイドは抗炎症作用，抗アレルギー作用，免疫抑制作用などを期待してさまざまな疾患に用いられることから，重症 COVID-19 においてもステロイド療法が行われている．イギリスからの報告によると，2,104 人の重症 COVID-19 患者を対象とするデキサメタゾン投与（1 日 6 mg を 10 日間，経口または点滴）にて，4,321 人の通常治療群と比較して，有意に 28 日死亡率が低下した[207]．この結果を受けて，厚生労働省の COVID-19 診療の手引きも改訂されている．ARDS を発症した COVID-19 患者を対象とするデキサメタゾンの国

際的な多施設無作為化臨床研究が 2020 年 4 月 3 日よりスペイン，カナダ，中国，アメリカで開始されている（NCT04325061）．デキサメタゾン投与群では通常治療に加えて，最初の 5 日間は 1 日 20 mg を，それ以降の 5 日間は 1 日 10 mg のデキサメタゾンを投与する．主要評価項目は 60 日後の全死亡であり，通常治療群と比較される．

　マレーシアのマラヤ大学では，310 人の中等度 COVID-19 患者を対象とするメチルプレドニゾロンとトシリズマブの効果を比較する第Ⅲ相臨床試験が 2020 年 4 月 15 日から開始されている（NCT04345445）．トシリズマブは 8 mg/kg を 60 分以内に静脈投与，メチルプレドニゾロンは 1 日 120 mg を 3 日間，1 回に 30 分かけて注入する．6 ヵ月間にメカニカルな呼吸サポートが必要になった患者の割合と，呼吸補助を要した日数とで比較される．

　ARDS を発症した COVID-19 患者を対象に，デキサメタゾン（1 日 20 mg から漸減，静脈投与）あるいはメチルプレドニゾロン（0.5 mg/kg 静脈投与）のいずれかを投与する第Ⅲ相臨床試験が 2020 年 8 月 2 日からバングラデシュで開始されている（NCT04499313）．30 日後の院内死亡率，自覚症状や検査所見の改善が評価される予定である．

### 5）NO 吸入

　再灌流などにより生じる強力な酸化ストレスは血管内皮グリコカリックスの切断・分解を引き起こし，ラジカルスカベンジャーである一酸化窒素（NO）によってその影響は緩和される．虚血後の再灌流における NO の心保護効果には，冠動脈における血管透過性亢進の抑制による心臓の間質性浮腫の防止，No-reflow 現象[*5] の防止，血管内皮グリコカリックス障害を防止する効果がある[208]．COVID-19 患者を対象とした NO ガス吸入治療については複数の臨床研究が実施されている．

　60 歳以上，2 型糖尿病，高血圧，肥満のうち 2 つ以上の重症化リスクをもつ COVID-19 入院患者を対象とする NO 吸入の第Ⅱ相臨床試験が，2020 年 5 月 12 日よりアメリカ・タフツ大学で行われている（NCT04388683）．NO 吸入群では，NO 吸入パルス装置を用いて約 20 ppm の NO 吸入が実施される．28 日後の死亡，体外式膜型人工肺（ECMO[*6]）導入や挿管，重症度スケール

---

[*5] No-reflow 現象：一定時間の虚血後に冠動脈を再灌流しても十分な心筋血流が得られない現象であり，臨床経過を悪化させることが知られている．心筋虚血による冠微小血管内皮機能障害による微小循環不全が原因と考えられている．

などについて，通常治療群との比較が行われる．

　殺ウイルス効果を期待し，COVID-19 初期の救急医療施設を受診した段階で 140〜300 ppm の高濃度 NO ガスを 20〜30 分吸入する群と，2 L/分の酸素吸入を行う群との比較が試みられている（NCT04338828）．この第 II 相臨床試験は，2020 年 4 月 18 日からボストンのマサチューセッツ・ジェネラル・ホスピタルで実施され，260 人の COVID-19 患者の登録を予定しており，28 日以内の再受診，入院，挿管，死亡率を評価する．

　さらに強力な NO 吸入療法として，ICU に入室している重症患者を対象として，160 ppm の NO ガス吸入を 6 時間ずつ連続 2 日間行う臨床試験が，カナダのトロントで計画されている（NCT04383002）．主要評価項目は，7 日目の治療終了時に採取した気管吸引液の COVID-19 PCR 検査結果とされており，高用量 NO 吸引による，より早期の COVID-19 の PCR 検査陰性化が期待される試験である．

## 6）スフィンゴシン-1 リン酸

　S1P（sphingosine-1 phosphate）は生体膜を構成するスフィンゴ脂質の代謝産物であり，セラミドからセラミダーゼによって細胞膜から切り出され，リン酸化されて生じる．S1P は細胞膜から遊離したあとに，細胞膜に発現する G タンパク質共役受容体に結合することで，さまざまな細胞機能を調節する生理活性物質としても働く．血中 S1P 濃度は気管支喘息や自己免疫疾患などで高値となることが知られている．

　S1P は血管内皮グリコカリックスの主要な構成成分の一つであるシンデカン-1 の生成を促すのみならず，グリコカリックスのバリア機能維持に重要であるヘパラン硫酸やコンドロイチン硫酸との結合を促進することで，血管内皮グリコカリックス層の構成成分そのものをより密なものに改善することから[147]，血管内皮グリコカリックス保護薬としての治療応用が期待されている．COVID-19 患者 30 人に対しては，多発性硬化症治療薬である S1P 受容体アゴニストとして働くフィンゴリモド（fingolimod）を用いた第 II 相臨床試験が

---

＊6　ECMO（extracorporeal membrane oxygenatoin）：通常の人工呼吸管理では生命が維持できないような重度・進行性の呼吸不全や循環不全に対し，救命のために呼吸・循環機能を代替する生命維持装置．ECMO 治療は多くの医療スタッフの労力を必要とし，ECMO による呼吸管理に習熟した人材が必要となることから，日本集中治療学会では，「日本 COVID-19 対策 ECMOnet」を開設し，ECMO を中心とした重症管理の助言を行う電話相談を行っている．

2020 年 2 月 22 日から中国で実施されている（NCT04280588）．COVID-19 患者を対象にフィンゴリモド 0.5 mg を 1 日 1 回，3 日間経口投与し，5 日目の胸部 X 線所見の重症度を対象群と比較し，ARDS の発症予防を検討する．

## 7）抗酸化・抗炎症サプリメント

抗酸化作用や抗炎症作用が期待される，エイコサペンタエン酸（EPA），ドコサヘキサエン酸（DHA），$\gamma$-リノレン酸（GLA），抗酸化物質を豊富に含む経口栄養補助食品（1.1 g EPA，450 mg DHA，950 mg GLA，2,840 IU ビタミン A，205 mg ビタミン C，75 IU ビタミン E，18 $\mu$g セレニウム，5.7 mg 亜鉛）と，それと同等のカロリーと栄養価（355 kcal，14.8 g のタンパク質，22.2 g の脂肪，25 g の炭水化物）をもつプラセボ薬（ビタミン A，ビタミン C，ビタミン E とセレニウム，亜鉛は通常摂取量）とのどちらかを COVID-19 患者に摂取させ，サイトカインストームの発症や COVID-19 病態の進行を比較する二重盲検の第Ⅳ相臨床試験が，2020 年 7 月 1 日よりサウジアラビア・キングサウード大学で開始されている（NCT04323228）．各群 15 人に栄養補助食品として摂取させ，1 週間後と 2 週間後に評価を行う予定とされている．理論的には，抗酸化作用をもつサプリメントは COVID-19 の治療選択肢の一つとしても効果的であるように思われるが，これまでのさまざまな大規模臨床試験の結果を考慮すると，劇的な効果を期待するのは難しいと予測される．その理由は，多くの抗酸化剤は投与直後にその効果を失い，逆に過剰投与は生体内の恒常性を保つために必要なレドックス調節制御に影響を与える可能性があるためである．

炎症によりビタミン D 欠乏のリスクが高くなるとされており，血中ビタミン $D_3$ の濃度が高い人では循環器疾患や，がんの死亡率が低く，全死亡の死亡率が低下することが明らかになっている[209]．アドリアマイシン誘発性腎症モデルラットにおいて，ビタミン $D_3$ 投与は糸球体有足細胞におけるヘパラナーゼの発現を用量依存的に阻害し，血管内皮グリコカリックス保護効果を示すことで蛋白尿の発症を抑制した[210]．ビタミン $D_3$ の抗炎症作用の一つとして，血管内皮グリコカリックス保護効果が着目されている．

ビタミン $D_3$ は免疫グロブリン産生に影響を与え，T 細胞のサイトカイン産生を調節するのみならず，ACE2 の発現を減少させることから，COVID-19 重症化予防への効果が期待されている．抗炎症作用を期待して COVID-19 患者にビタミン $D_3$ 製剤である 25-ヒドロキシビタミン $D_3$ [25(OH)$D_3$] を投与する第Ⅱ相および第Ⅲ相臨床試験が，2020 年 4 月 14 日からイラン・テヘランで

開始されている（NCT04386850）．1,500 人の SARS-CoV-2 陽性者と検査が陰
性であったその親族を対象に，毎日 25 mg の 25(OH)D$_3$ あるいはプラセボ薬
が経口投与される．60 日間の ARDS 発症，SARS-CoV-2 PCR 検査陽性率，
重症化率，入院率，症状が出る，あるいは診断されてから退院または検査が陰
性化するまでの期間，死亡率，酸素投与が必要となった患者の割合などが比較
される予定である．

### ❺ 新鮮凍結血漿とアルブミン

　血管内皮グリコカリックスの保護を迅速に達成する最も簡単な方法は，新鮮
凍結血漿（fresh frozen plasma：FFP）とアルブミン[211,212]を投与するなど，血
漿タンパク質の濃度を十分に高く維持することである[213]．出血のある血行力
学的に不安定な患者においては，早めに新鮮凍結血漿を投与することによって
早期の出血死の減少につながる[214,215]．出血性ショックによる全身の炎症は血
管内皮グリコカリックスだけでなく，腸粘膜におけるバリア機能を司る腸グリ
コカリックス（ムチン）の損傷を引き起こすことも知られている．新鮮凍結血
漿の投与は出血性ショック誘発性の腸粘膜損傷と炎症を減少させ，小腸および
血中の TNF-$\alpha$ と ADAM17 の発現亢進が抑制された[216]．これらの新鮮凍結血
漿の効果はシンデカン-1 ノックアウトマウスでは無効であったことから，新
鮮凍結血漿の抗炎症効果は血管内皮グリコカリックス保護を介したものと考え
られている．一方で，齧歯類を用いた出血性ショックのモデルにおいて，新鮮
凍結血漿の投与は肺の炎症や損傷を軽減し，出血性ショック誘発性のシンデカ
ン-1 脱落を抑制した[217]．これらの事象は，出血性ショックの際に TNF-$\alpha$ が
ADAM17 依存性にシンデカン-1 の切断を促進し，新鮮凍結血漿の投与によっ
てこの炎症メカニズムが抑制できることを説明できる[216]．

　モスクワでは 2020 年 5 月 1 日より，COVID-19 患者を対象とする感染患者
の回復期血漿投与群と新鮮凍結血漿投与群とを比較する第 II 相無作為化比較試
験が実施されている．60 人の対象者を予定し，回復期血漿投与群では中等度
から重度の COVID-19 から回復した患者の血漿（超免疫血漿）300 mL を 24
時間以内に 2 回投与し，新鮮凍結血漿投与群では 300 mL の新鮮凍結血漿を
24 時間以内に 2 回投与する．投与初日から 7 日までの間に体温が 37.2 ℃以下
の患者の割合や，人工呼吸器が必要となるまでの期間，酸素治療が必要な期
間，ICU に入室していた期間，入院期間，14 日後と 30 日後の SARS-CoV-2
抗体価，開始時と 3 日後，7 日後のサイトカイン（IL-2，IL-6，IL-10，TNF-$\alpha$,

INF-γ）の血中濃度が比較される予定である（NCT04392414）．同様に，200 人の COVID-19 患者を対象に，SARS-CoV-2 抗体陽性者の血漿 200〜250 mL と 5％アルブミン 250 mL のどちらかを投与する第Ⅱ相無作為化比較試験が，2020 年 5 月よりニューヨークで開始されている（NCT04390503）．28 日までの重症化，90 日後の SARS-CoV-2 の抗体価，28 日後の SARS-CoV-2 PCR 検査陽性率と RNA 量などが比較される予定である．

## ❻ 幹細胞治療

　幹細胞治療（stem cell therapy）は骨や軟骨，血管，心筋細胞などに分化する能力をもつ体性幹細胞の一つである間葉系幹細胞を培養し，十分に増殖させたあとに患者に投与する再生医療の一つである．ウイルス感染に対する幹細胞治療は，ウイルスを攻撃するというよりは，ウイルスに攻撃されてダメージを受けた組織の修復を図り，ウイルスに対する抗体の産生増強や免疫機能の回復を目的として実施する．幹細胞による組織修復は，さまざまなサイトカインやエクソソームを介して行われ，炎症を抑制し，血管新生を促進することで修復を促す．

　主に間葉系幹細胞を使用する細胞治療のアプローチは，ARDS 患者においてその安全性と有効性が報告されている[218]．間葉系幹細胞は，抗炎症作用や細胞増殖誘発作用，血管新生促進作用などをもち，組織の修復に重要な役割を果たすことで知られるが，多能性幹細胞に比べると，がん化のリスクが低く，安全性が高いとされる．COVID-19 患者への治療法として，臨床グレードのヒト間葉系細胞の静脈内投与により，機能的な転帰の改善が得られたとする報告もあるが[219]，その有効性については多くの臨床試験が継続中である．18 歳以上の COVID-19 患者に対して通常治療，あるいは通常治療に追加して末梢幹細胞を用いた幹細胞治療を行う臨床試験（SENTAD-COVID Study）がアラブ首長国連邦で 146 人の患者を対象に実施され，その解析結果が待たれている（NCT04473170）．

## ❼ イベルメクチン

　FDA 承認の抗寄生虫薬であるイベルメクチン（ivermectin）は，以前より in vitro の実験系において広域スペクトルの抗ウイルス活性を示すプロテアーゼ阻害薬としての効果が知られているが，SARS-CoV-2 についてもその複製を阻害することが明らかとなった[220]．このロイヤル・メルボルン病院からの Vero 細胞[*7]（Vero/hSLAM 細胞[*8]）を用いた実験的報告によると，SARS-

CoV-2 感染から 2 時間後の細胞にイベルメクチンを投与したところ，48 時間後にはウイルス RNA 量を約 1/5,000 に減少させることが確認できたと報告されている．

　過去の研究によると，イベルメクチンはウイルス感染により活性化されたシグナル伝達兼転写活性化因子である STAT（signal transducers and activator of transcription）1 を核内に移行させるのに必須なインポーチン（importin $\alpha/\beta$）の特異的な阻害薬であり，HIV とデング熱の原因となるウイルスの複製を阻害することが明らかになっている[221]．イベルメクチンは COVID-19 患者の予後を改善できることが期待されている薬剤の一つであり，複数の臨床研究が進んでいる．

　COVID-19 患者に通常治療に加えてイベルメクチン 600 μg/kg を 1 日 1 回投与する群と通常治療群とで比較する第 II 相臨床試験が，2020 年 5 月 18 日からアルゼンチンで開始されている（NCT04381884）．同様にイスラエルでは，軽症〜中等症の COVID-19 患者を対象に，イベルメクチンとプラセボ薬とを投与する比較試験が，2020 年 5 月 12 日から開始されている（NCT04429711）．またコロンビアでは，過去 5 日以内に自覚症状が出た早期の COVID-19 患者を対象にしたイベルメクチン 300 μg/kg を 1 日 1 回，5 日間投与する群とプラセボ薬投与との比較，またイベルメクチン 6 mg/mL の経口懸濁液群とプラセボ群との比較検討を行う臨床試験が開始されている（NCT04405843）．

## ❽ アンチトロンビンⅢ

　アンチトロンビンⅢ（antithrombin Ⅲ）は，血管内皮細胞や肝臓で産生されるセリンプロテアーゼ（トロンビン，エラスターゼなど）の生理的阻害薬であり[222]，血管内皮細胞に結合して凝固異常を抑制し，炎症反応を軽減する[223]．アンチトロンビンⅢは，主にトロンビンや活性化第 X 因子と結合することで抗凝固機能を発揮するが，血管内皮グリコカリックス（ヘパラン硫酸）に結合

---

＊7　Vero 細胞：アフリカミドリザルの摘出腎臓から樹立された不死化した細胞株であり，さまざまなウイルスワクチンを生産する際に用いられる細胞として世界中で汎用されている培養細胞．1962 年 3 月 27 日に千葉大学医学部細菌学教室で安村美博先生により組織培養が開始されたのが最初．Vero 細胞に強い細胞毒性を生じる毒素として発見されたのが，O-157 が産生するベロ毒素である．

＊8　Vero/hSLAM 細胞：ヒトシグナル伝達リンパ球活性化分子（human signaling lymphocytic activation molecule：hSLAM）安定高発現 Vero 細胞株．日本国立研究開発法人 医薬基盤・健康・栄養研究所 JCRB 細胞バンクには，細胞番号 JCRB1809 として登録されている．

して血管内皮細胞上で直接的にトロンビンを阻害し，血管内皮細胞障害を抑制する．アンチトロンビンはエンドトキシン誘発性ラット敗血症モデルにおいて，血管内皮グリコカリックスの脱落・分解を阻止することにより，微小循環を良い状態に維持できることが明らかにされていることから[167]，血管内皮グリコカリックス障害を標的とする SIRME 治療薬候補となる可能性がある．

　トロンビン産生の高まる全身性炎症反応症候群（SIRS），血栓症，心筋梗塞，術後，DIC などの重篤な疾患では，アンチトロンビンⅢが減少することが知られており，重症の病態においてアンチトロンビンⅢの活性低下は生命予後の不良と関連するため，アンチトロンビンⅢ活性が 70％以下となる場合には，アンチトロンビンⅢの補充が必要とされる．アンチトロンビン製剤は COVID-19 患者の DIC における抗凝固療法に使用されるが，COVID-19 患者を対象とするアンチトロンビンⅢの無作為化対照試験はなく，厳格な選択基準とバイアスが考慮された，より質の高い臨床試験が必要とされている[223]．

　選択的抗トロンビン作用を有するアルガトロバン（argatroban）はアンチトロンビンⅢ欠乏症の透析時抗凝固薬として使用されるが，エノキサパリン（enoxaparin），未分画ヘパリン，フォンダパリヌクス（fondaparinux），アルガトロバンのいずれかを COVID-19 患者に 28 日間投与して 6 ヵ月間追跡する第Ⅳ相無作為化比較試験（The IMPACT Trial）が 2020 年 10 月よりニューヨークで開始されている（NCT04406389）．

### ❾ 直接経口抗凝固薬（DOAC）

　抗凝固療法の使用により，敗血症誘発性凝固障害患者の死亡率低下が報告されていることから，COVID-19 患者のうち D-ダイマーの血中濃度が上昇した患者では抗凝固療法による死亡率低下が期待されるため，1,000 人の入院患者を対象にエノキサパリンと低用量の予防的抗凝固薬の投与を行う第Ⅲ相無作為化比較試験が 2020 年 4 月 21 日よりニューヨークで開始されている（NCT04359277）．一方で，低分子量ヘパリン（low molecular weight heparin：LMWH）を 7 日間かそれ以上の期間投与しても，患者にとって有益な効果はなかったとの報告もあり[224]，COVID-19 患者 166 人を対象としてヘパリン系抗凝固薬のチンザパリン（tinzaparin）あるいはダルテパリン（dalteparin）を投与し，血栓塞栓症の発症や出血を比較する観察研究が 2020 年 3 月 6 日からスウェーデンで開始された（NCT04412304）．ICU に入室して 28 日の時点での死亡や血中 D-ダイマー値が比較される予定である．COVID-19 の治療標的を

考えるうえでは，単に抗凝固作用を期待して使用する薬剤よりは，ウイルスと細胞の相互作用の分子機序に基づく仮説主導型の研究が重要視されている[225].

第 Xa 因子（FXa）を直接阻害することでプロトロンビンからトロンビンへの変換を抑え，トロンビン産生を減少させる FXa 阻害薬（アピキサバン，エドキサバン，リバーロキサバン）と直接トロンビン阻害薬のダビガトランは，直接作用型経口抗凝固薬（DOAC[*9]）と呼ばれ，ワルファリンの代替薬として登場し，現在は静脈血栓塞栓症と非弁膜症性心房細動の第一選択薬となっている．アンチトロンビンが炎症誘発性の血管内皮グリコカリックス障害を抑制することから[167]，DOAC においても同様の血管内皮グリコカリックス保護効果が期待される．COVID-19 患者において治療用量の抗凝固療法実施群と非実施群での生存率を比較したアメリカの報告によれば，2,773 人の COVID-19 入院患者のうち 28%に抗凝固療法が実施され，抗凝固療法の実施期間が長いほど死亡リスクが低下した[226]．これは，COVID-19 死亡患者の 58%に確認された深部静脈血栓症[6]や，COVID-19 患者に生じやすい微小血管塞栓症が抗凝固療法によって予防できたことによる死亡リスク低下と考えられている．しかしながら，血栓塞栓症予防だけでは長期的に DOAC を使用するほど死亡リスクが低下する理由は説明できないため，血管内皮機能改善作用や血管内皮グリコカリックス保護作用など，DOAC による何らかの長期的な多面的効果が影響を及ぼしているものと推測される．

　一方で，抗凝固療法治療薬に関して注意しなければならない点は，抗ウイルス薬との薬物相互作用である．DOAC 服用中の COVID-19 患者に抗ウイルス薬を投与した際に，DOAC の血中濃度が驚くほど上昇することが報告されている[227]．抗ウイルス薬として投与されたのは，ロピナビル，リトナビル，ダルナビルのいずれかであり，抗ウイルス薬治療開始 2～4 日後，各 DOAC の内服直前に採取された血漿サンプルは，入院前に測定されたものと比較された．1,039 人の抗ウイルス治療を受けた COVID-19 患者のうち，32 人が DOAC 治療を受けていた．うち 20 人は DOAC 投与が中止され，12 人は DOAC 投与を

---

[*9]　DOAC（direct oral anticoagulants）：50 年近く唯一の経口抗凝固薬として広く使用されてきたビタミン K 拮抗薬のワルファリンに代わる非ビタミン K 拮抗経口抗凝固薬として 2011 年にダビガトランが発売され，続いて使用可能となった FXa 阻害薬 3 種とを合わせて，当初は新規経口抗凝固薬/NOAC（novel oral anticoagulants）と呼ばれていたが，国際血栓止血学会より提唱されて DOAC と呼ばれるようになった．

継続したまま抗ウイルス薬が投与された．DOAC 継続群では，抗ウイルス薬投与後の DOAC の定常状態における最低血中薬物濃度は入院前の 6.14 倍まで上昇した．これらの抗ウイルス薬は添付文書に DOAC だけでなく抗不整脈薬や高血圧治療薬，スタチンなどさまざまな薬剤の血中濃度を上昇させることが記載されている．出血性合併症を予防するためには抗ウイルス薬投与前にDOAC を中止し，非経口抗血栓治療による代替療法を考慮するなどの対応を検討する必要がある．

## ❿ 遺伝子組換えヒトトロンボモジュリン

遺伝子組換えヒトトロンボモジュリン（recombinant human thrombomodulin：rhTM）は，LPS 惹起性 ARDS 動物モデルにおいて，肺毛細血管の血管内皮グリコカリックスを保護し，血中の IL-6 と HMNG1（high-mobility group box 1）の血中濃度を低下させるとともに，細胞増殖や分化，抗炎症性シグナルに関連する遺伝子発現を誘導した[228]．血管内皮細胞は炎症によって細胞の硬さ（stiffness）を増加させることが知られ，この変化は血管内皮細胞への単球の接着を促進する．rhTM は LPS によって誘発された細胞の硬化を軽減する血管内皮細胞保護作用を介して，内皮細胞への単球の接着を抑制する[229]．

トロンボモジュリン製剤（rhTM）は臨床的に DIC の治療薬として使用されており，これまでの実験結果から重症感染症や ARDS における血管内皮障害治療薬としてもその効果が期待できる可能性がある．COVID-19 患者に対する臨床研究の登録は現時点では見当たらないが，確実な治療法のない現場においては重症化 COVID-19 に試すべき治療法の一つと考える．

## ⓫ セボフルラン

重症肺炎を合併した COVID-19 患者では，低酸素血症改善のために気管挿管と人工呼吸を必要とすることが知られているが，鎮静薬物として高用量の静脈麻酔薬（プロポフォール，ミダゾラム，ケタミン，デクスメデトミジンなど）が使用されることが多く，これらの薬剤の不足が問題となっている[230]．一方で，セボフルラン（sevoflurane）やイソフルランなどの吸入麻酔薬は，$\gamma$-アミノ酪酸 A 型（GABA$_A$）受容体を介して肺の炎症を緩和し，気道を拡張することが知られている[231,232]．肺胞上皮細胞の GABA$_A$ 受容体を刺激すると炎症性サイトカインの産生が抑制され，気管支平滑筋細胞の GABA$_A$ 受容体活性化は気管支拡張を誘導し，酸素化を改善する．COVID-19 以外の ARDS の患者を対象とした臨床研究では，プロポフォールやミダゾラムと比較して吸入麻酔薬がよ

り酸素化を改善し，すでに死亡率を低下させることが示されていることから[233]，鎮静が必要な重症 COVID-19 患者への吸入麻酔薬の使用が推奨されている[230]．

　心筋梗塞動物モデルに吸入麻酔薬を使用すると，梗塞サイズが縮小し，虚血再灌流障害から保護されることが知られているが，セボフルランは虚血後の冠動脈の血管内皮グリコカリックスの脱落を減らし，内皮細胞表面の良好な環境を維持して炎症性の細胞接着を減らす効果があった[192]．そのメカニズムとしては，炎症によって生じるリソソームのカテプシン B の放出を抑制し，組織中のマスト細胞からのヒスタミンの脱顆粒とは独立した機序と考えられている[193]．炎症によって増加するカテプシン B やカテプシン L は，SARS-CoV-2 が細胞内に侵入する際に必要な S タンパク質の活性化に必要であることから，発症早期から急速に進展した ARDS においては，セボフルランのカテプシン B 抑制効果がウイルス増殖抑制に寄与する可能性も否定できない．

　ブタの生体内肺自家移植モデルを用いた肺の虚血再灌流において，セボフルランは血管内皮グリコカリックスの分解・脱落を保護し，ケモカインや接着分子の発現を抑制した[234]．対照群のプロポフォール麻酔群では，ヘパラン硫酸やシンデカン-1 といった血中グリコカリックス濃度やカテプシン B 活性は異常高値であり，MCP（monocyte chemotactic protein）-1，MIP（macrophage inflammatory protein）-1，MIP-2 といったケモカイン，VCAM-1，ICAM-1 といった接着分子の濃度も高値であった．セボフルランが有する虚血・再灌流後の抗炎症効果については，これらのサイトカイン産生が亢進している重症 COVID-19 患者に対して同薬剤を使用する，臨床的有益性を説明する根拠と考えられている．

　ARDS を発症した COVID-19 患者に対するセボフルラン吸入治療に関する第Ⅳ相臨床試験が複数開始されている．2020 年 4 月 16 日よりスペインで開始されている無作為化比較試験では，セボフルラン吸入群では 6 mL/時の投与から開始し，15 分ごとに適切な鎮静レベル（BIS*10　40〜50）になるまで増量していき，48 時間後の効果をプロポフォール投与群と比較する（NCT04359862）．プロポフォールは 2 mg/kg/時から投与を開始し，15 分ごとに適切な鎮静レベ

---

**＊10**　BIS（bispectral index）：脳波などを解析することで算出され，麻酔深度や鎮静度を 0〜100 の数値で表示するモニタリング指標の一つ．手術室や ICU，歯科麻酔領域など，鎮静を必要とする治療や検査で使用される．値が低いほど催眠が深く，値が高いほど覚醒の状態を示す．

ル（BIS 40〜50）になるまで増量していく．酸素化指標として $PaO_2/FIO_2$，炎症性サイトカイン・ケモカインとして TNF-$\alpha$，IL-1$\beta$，IL-6，IL-8 が測定され，30 日後の死亡率が評価される予定である．同様に，ARDS を発症した COVID-19 患者 65 人を対象とするセボフルラン吸入と静脈麻酔投与の第Ⅲ相無作為化比較試験「SevCOv」が，2020 年 4 月 23 日よりスイス・チューリッヒ大学で開始されている（NCT04355962）．フランス，ドイツ，スペインでは，COVID-19 関連 ARDS の患者 400 人を対象とした大規模な観察研究として，吸入麻酔あるいは静脈麻酔の使用が全死亡，人口呼吸器離脱や ICU 入室の期間，登録から 7 日目の呼吸機能や合併症に与える影響などを評価する臨床研究が，2020 年 6 月 26 日より開始されている（NCT04383730）．さらに，カナダでは 2020 年 6 月 15 日より 752 人の ICU に入室した重症 COVID-19 患者を対象とするイソフルランとセボフルランの吸入を比較する第Ⅲ相の多施設無作為化比較試験が開始されており，院内死亡，人口呼吸器離脱や ICU 入室の期間，退院後 3 ヵ月と 12 ヵ月の時点での QOL 指標などが評価される（NCT04415060）．

## ⑫ 静脈内免疫グロブリン補充療法（IVIG）

　IVIG は COVID-19 患者に発症した川崎病様の病態において，発熱から 7 日以内の標準治療と考えられている[235]．適切なタイミングでの IVIG 治療を行わなかった場合，川崎病に罹患した小児の最大 25% に冠状動脈瘤が発症する可能性がある[236]．IVIG の効果として，細菌のスーパー抗原やその他の感染性物質の中和，炎症誘発性サイトカインの産生抑制，病原性自己抗体の中和，他の T 細胞の阻害とともに調節性 T 細胞の増強，Th17 細胞の分化の阻害，および過剰な ROS 産生を低減させる[153]．ただし，IVIG は川崎病の小児の約 15% には効果がなく，単球や T 細胞活性化の制御が不十分であり，特に CD8 関連の免疫系は IVIG 耐性に関連することが知られている[237]．川崎病の IVIG 治療について，その効果を病理学的側面から考えた場合，SIRME 病態を呈する重症 COVID-19 の治療として，IVIG 治療も選択肢の一つに考慮すべきと思われる．

## ⑬ トラネキサム酸

　セリンプロテアーゼ阻害薬であるトラネキサム酸（tranexamic acid：TXA）は，血管内皮グリコカリックスの分解を防ぐことができる．さまざまなストレスによって生じる血管内皮グリコカリックス障害に対するトラネキサム酸投与の効果を，ヒト臍帯内皮細胞（HUVEC）で検討した研究では，トラネキサム

酸は，*in vitro* での ADMA17 および MMP-9 といった血管内皮分解酵素（シェ
ダーゼ）活性化の阻害を介して，血管内皮グリコカリックスの分解を抑制し
た[238]．トラネキサム酸はプラスミノーゲン活性化因子依存的に補体 C5a の調
節を介して炎症/抗炎症シグナルの制御を行う[239]．外傷性出血性ショック誘発
急性肺損傷のラットモデルにおいて，トラネキサム酸は炎症抑制作用を発揮し
た[240]．外傷緊急蘇生研究におけるトラネキサム酸の軍事応用では，トラネキ
サム酸の投与により血栓症の発症が減り，生存者が多かったと報告されてい
る[241]．しかしながら，入院前の外傷性出血性ショックにおけるトラネキサム
酸の効果はなかったとする報告[242]もあるため，どのような状況で最も効果が
発揮されやすいのかについては，まだ不明な点が多い．現在，COVID-19 患
者にトラネキサム酸（1,300 mg，1 日 3 回 経口投与，もしくは，1 mg/kg/時 静脈
内投与）を 5 日間投与する第 II 相臨床試験がアメリカ・アラバマ州で計画され
ており，2020 年 9 月 30 日より開始予定である（NCT04338126）．トラネキサ
ム酸は微小血管内皮保護効果が期待されることもあり，その結果が待たれる．

## ⑭ 血糖降下薬

糖尿病治療薬であるメトホルミンは，心血管疾患に対して保護的な役割を果
たすことが示唆されている．db/db マウスを用いた肥満糖尿病モデルでは，2
週間のメトホルミン投与により血管内皮グリコカリックス障害が改善されるこ
とが報告されている[243]．COVID-19 患者を対象とする中国の後方視的な研究
によれば，283 人の糖尿病患者のうち，メトホルミン治療群は，非メトホルミ
ン治療群と比べて，有意に院内死亡率が低かった（2.9% vs. 12.3%）[244]．
COVID-19 患者を対象とする観察研究では，メトホルミン治療群（過去 12 ヵ月
に少なくとも 90 日以上，メトホルミンを内服）は，肥満や糖尿病を有する女性患
者の低い死亡率と関係していた[245]．さらに，25,326 人の COVID-19 患者を対
象とするアメリカ・アラバマ州のガーミンガム病院からの観察研究では，メト
ホルミンを内服していた糖尿病患者において死亡率が有意に低下していた[246]．
メトホルミンは抗炎症性作用をもつことが知られている薬剤でもあることか
ら，COVID-19 における SIRME 病態から血管内皮を保護することが期待で
きる．

近年，血糖コントロールを改善するのみならず，心臓血管死や心不全入院を
減少させる糖尿病治療薬が複数，登場してきている．そのうちの一つである，
ナトリウム-グルコース共輸送体（sodium glucose transporter：SGLT）-2 阻害

薬のエンパグリフロジンは，ヒト腹部大動脈の培養血管内皮細胞において血管内皮グリコカリックスの保護作用を示すことが報告されている[247]．COVID-19 に対する治療薬として，SGLT-2 阻害薬のダパグリフロジンを用いた臨床研究が始まっている（NCT04393246）．

　同等の血糖効果作用をもつインスリン治療群と比較し，グルカゴン様ペプチド（glucagon-like peptide：GLP）-1 受容体作動薬のリラグルチドと，SGLT-2 阻害薬のエンパグリフロジンは，単独治療および併用療法において，全症例で 12 ヵ月後の PBR と PWV，中心血圧を改善させた[248]．GLP-1 受容体作動薬と SGLT-2 阻害薬には心・腎保護作用があり，近年，心血管死や心不全悪化の発現率を低下させるとされているが，そのメカニズムの一つとして，これら薬剤の血管内皮グリコカリックスへの効果が示唆されている．

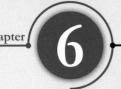

# COVID-19
# 重症化予防策のヒント

　COVID-19 は特に基礎疾患のない小児や若年者では感染しても重症化する症例が少ないことが知られているが，10 歳未満の小児の鼻腔粘膜では ACE2 遺伝子の発現量が少ないことが明らかになっており[249]，小児に SARS-CoV-2 感染が比較的起こりにくいとされる理由の一つと考えられている[250]．一方で，若年者でも基礎疾患があり，治療のためにステロイドや免疫抑制剤を内服しているような易感染性宿主（コンプロマイズド・ホスト）と呼ばれる状況にある場合には，高齢者と同様に重症化するリスクが高いため，特別に注意が必要とされている．また，喫煙者では COVID-19 が重症化しやすいことが知られているが，喫煙者の気管支上皮細胞では ACE2 や TMPRSS4 の遺伝子発現が亢進しているため[251,252]，喫煙者では SARS-CoV-2 に容易に感染しやすく，また重症化しやすいと考えられている．

　COVID-19 感染者の重症化を予防するための対策として，どのような治療的介入がよいのか，どのような点に注意すればよいのか，何を避けるのがよいのかなど，現状ではまだ不明な点が多い．これらのベネフィット・ファクターに関しても多くの臨床研究が取り組まれているため，今後明らかになっていくであろう知見について，現状での取り組みを交えながら解説する．

## レジストリ研究の実施

　これまでに多くの COVID-19 患者が入院治療を受けているが，実際にどのような治療群で予後が改善したのか，特に治療をしなくても改善したのかを個々の患者で判断することは難しい．このため，多くの患者を登録して交絡因子を調整し分析するレジストリ研究が実施される．

　スペインでは，2020 年 3 月 23 日より 6,000 人の COVID-19 患者を 2 週間観察するレジストリ研究（NCT04334291）や，2020 年 4 月 22 日より 1,000 人

の COVID-19 患者の登録を目標とする 6 ヵ月間の観察研究が開始されている（NCT04347278）．COVID-19 患者の臨床的背景や危険因子，内服薬がある場合はその内容，COVID-19 の治療内容と副作用の有無，入院期間や ICU 入室の有無など，臨床上の安定性や回復の様子，死亡率などについて解析結果が明らかとなる予定である．

　ドイツでは，4,000 人の COVID-19 患者を対象とするレジストリ研究が2020 年 4 月 6 日より開始されている（NCT04335188）．胸部 X 線写真や胸部CT，ICU での治療内容，酸素投与の有無，人工呼吸器使用の有無，薬物治療の内容，ECMO 使用の有無，血液検査データ，死亡退院の有無などについて，平均 1.5 年間の観察を行う予定とされている．この研究の特徴は，選択バイアスを最小限にするため，除外基準が設けられておらず，あらゆる患者を対象としていることにある．本研究は，重症化しやすい COVID-19 患者のリスクを層別化し，医療資源の配分を計画することを目的としている．

　同様に多くの国々でレジストリ研究が開始されており，2020 年 4 月 1 日から開始されているオーストリアの 1,000 人を対象とする 2 年間追跡予定のレジストリ研究（NCT04351529）や，2020 年 4 月 15 日から開始されているカナダの1,500 人を対象とする 1 年間追跡予定のレジストリ研究（NCT04508959），2020年 7 月から開始されているブラジルの COVID-19 で入院した患者と入院しなかった感染者との 2,000 人を対象とする 2 ヵ月間の観察研究（NCT04479488）などがある．

## まずは禁煙！

　喫煙には通常のタバコと電子タバコがあるが，タバコやニコチン含有電子タバコでは，気管支上皮細胞における炎症性サイトカインやケモカイン，インフラマソーム*1 関連遺伝子の発現が亢進していた[251]．また，現在の喫煙者は 15年以上前から禁煙している人と比べて，SARS-CoV-2 の感染標的となる

---

＊1　インフラマソーム（inflammasome）：自然免疫機構の一つである炎症誘導分子複合体．タンパク質分解酵素の Caspase-1 を活性化させることで，炎症を引き起こし，感染制御を担う．心血管疾患発症には無菌性炎症の惹起経路である NLRP3（Nucleotide-binding oligomerization domain-like receptor family, pyrin domain-containing 3）インフラマソームが関与することが知られている．

ACE2 の遺伝子発現が亢進していることが明らかになっている．この ACE2 遺伝子の高発現は電子タバコでは誘導されず，喫煙歴がない群と比較しても差がなかった[186]．一方で，喫煙者と非喫煙者の気管支上皮細胞における ACE2 や TMPRSS2，ADAM17 の遺伝子発現に差は認められず，TMPRSS4[*2] の遺伝子発現のみが増強しているとの報告もあり[252]，SARS-CoV-2 感染者におけるこれらの鍵となる遺伝子の発現増強や COVID-19 重症化については明らかになっていないものの，喫煙者においては何らかの SARS-CoV-2 感染リスク増大機序が生じている可能性が高い．

　喫煙に関するメタ解析によると，COVID-19 患者のうち喫煙歴があったのは 25.6％の 8,417 人であり，現在喫煙している，あるいは過去に喫煙していたかどうかにかかわらず，喫煙歴がある COVID-19 患者ではより重症化しやすく，入院中の悪い臨床転帰と関連した[253]．COVID-19 の重症化予防には禁煙の推進と禁煙支援治療が重要であり，社会全体での COVID-19 重症化予防策として，まずは禁煙対策に取り組む必要がある．

## 高気圧酸素療法

　高気圧酸素療法（hyperbaric oxygen therapy：HBO）は高圧酸素療法とも呼ばれ，創傷治癒，放射線療法後晩期障害，壊死性筋膜炎，一酸化炭素中毒，潜水病，重度の感染症や血行障害などに適応のある治療法である．COVID-19 肺炎の患者に対する高圧酸素療法が低酸素の改善に有効であったとする症例が報告されており[254,255]，無作為化臨床試験の結果が待たれている[256]．大気圧の 1〜1.5 倍の 100％酸素を高気圧タンクの中で患者が呼吸することにより，血中および組織中の溶存酸素量を増加させる．COVID-19 患者の進行性の低酸素血症や重症肺炎に対し，酸素ラジカルによる抗ウイルス効果や，抗ウイルスペプチドの産生促進，炎症性サイトカインの抑制効果などが期待されている[255]．血中酸素飽和度の低下した COVID-19 患者を対象とした高圧酸素療法と通常療法との無作為化比較試験が，2020 年 4 月よりアメリカで実施されている（NCT04343183）．

---

＊2　TMPRSS4（transmembrane protease serine 4）：TMPRSS2 と同様に，細胞侵入の際に SARS-CoV-2 を刺激するプロテアーゼの一つ．がんの浸潤や転移にも関わる．

## ビタミン C 大量静注療法

多くの重症疾患ではビタミン C 欠乏状態を生じることが知られており，敗血症ではさらに体内のビタミン C 貯蔵を使い果たしてしまうため[257,258]，血中アスコルビン酸の低値は敗血症によって誘発される多臓器不全や死亡と関連する[259]．ビタミン C は酸素ラジカルを除去し，活性酸素種の過剰産生を抑制するとともに，血管内皮機能を回復させる[259-261]．このため，COVID-19 患者の SIRME 病態においてもビタミン C 大量静注療法が微小血管内皮保護効果を発揮できる可能性がある．

ビタミン C 大量静注療法については，ICU に入院中の COVID-19 を含む敗血症患者を対象とした第Ⅲ相多施設ランダム化比較試験がカナダで行われている（NCT03680274）[262]．800 人を予定している登録患者は無作為にビタミン C（6 時間ごとに 40 mg/kg の経静脈投与を 96 時間継続）群とプラセボ群に分けられ，28 日後の時点での死亡や人工呼吸器の使用/腎移植/昇圧治療などを要する遷延する臓器障害などが評価される予定である．

## 新鮮濃厚赤血球輸血・エリスロポエチン投与

重篤な病態における臓器の障害を抑制するためには組織の十分な酸素化が必要であり，血管内の酸素運搬能力を強化する手段として新鮮濃厚赤血球輸血やエリスロポエチンの投与が行われる[263,264]．新鮮濃厚赤血球輸血やエリスロポエチンの投与はさまざまな臓器の酸素化に有効であることから[265-268]，重症 COVID-19 患者への投与の可能性についても検討が望まれる[256]．

血管内皮機能については，安定冠動脈疾患の患者に週 1 回のエリスロポエチン皮下注射を 3 週連続で行ったところ，FMD で測定した血管内皮機能はすべての患者で改善し，末梢の血管内皮前駆細胞数が 50% 増加した[269]．複数の併存症をもつ 80 歳男性の重症 COVID-19 患者に対し，ヒト組換えエリスロポエチン投与により顕著な効果が得られたとする報告があり[270]，エリスロポエチンの COVID-19 重症化予防や予後改善効果が期待されている．一方で，保存された古い赤血球輸血は臨床転帰を損なうことが知られており，21 日以上貯蔵されていた赤血球を投与された貧血の入院患者では，24 時間後の NO 依存性の血管内皮機能が明らかに低下する[271]．このため赤血球輸血の際は，そ

の鮮度にも十分にこだわって使用する必要がある.

## 肥満と運動療法の注意点

　肥満は COVID-19 患者の重篤な合併症発症と予後不良のリスク因子として重要である. このため, たとえ若年であっても肥満を有する COVID-19 患者はハイリスクとして認識すべきである[272]. 中国やニューヨークからの報告では, COVID-19 患者の重症度は BMI (body mass index) の増加に伴って上昇することが報告されており[273,274], イギリスでは BMI やウエスト周囲径が増加するほど, COVID-19 の感染率が高かった[275]. 重症 COVID-19 患者や死亡率の高い欧米各国と比較して, アジアの国々で重症化率や死亡率が低いのは, 肥満人口の少なさが関与すると推測されている.

　肥満において COVID-19 が重症化しやすい機序としては, 慢性炎症や酸化ストレスの亢進, 免疫応答不全を生じやすい状態にあることに加え, 高度肥満による低肺機能や, 機械的換気補助を行っても十分な効果が得られにくいことなどが, 病態の悪化や死亡リスクの増加につながると考えられている. 肥満は貧困の指標の一つであり, 貧困に伴う肥満者では質の高い医療へのアクセスは困難な傾向にある. 結果として, 肥満者は高血圧や糖尿病, 脂質異常症などの冠危険因子を複数有するため, 社会全体として肥満人口を抑制することが, COVID-19 重症化予防につながる.

　身体活動量を増加させることはさまざまな疾患の予防につながり, 心理的な健康度を高め[276], 中等度の定期的な運動は長時間座っている状態と比較して感染症の発生率を減らす[277]. 一方で, 単回の長時間におよぶ激しい運動は一時的に免疫機能を低下させることから[277], 急性期の治療として実施する運動療法は, COVID-19 治療後の呼吸リハビリテーションプログラムの一環として肥満患者に行う運動療法の場合にのみ考慮すべきである[272].

## ライフスタイルの変化

　スペインでの調査研究によると, 2 型糖尿病患者では COVID-19 によるロックダウンで糖分の多い食品やスナック菓子の摂取量が増加するとともに, ロックダウン前から低かった身体活動量は外出自粛中にさらに低下してい

た[278]. 一方で，ロックダウン中は家族の食事習慣を改善しようと，より手間のかかる調理に取り組んで調理の時間を増やし，野菜の摂取も増加するという好ましい変化も観察された. COVID-19 パンデミックの精神的なストレスは，スナック菓子の摂取量増加や食欲増加と関連していたことから，自宅でできる運動療法の推奨や，ストレス解消のための行動学的アプローチも含めた疾病管理の継続を目指す必要がある.

カナダでは COVID-19 パンデミックにより，20％以上の国民に飲酒量増加がみられたようである. コロナ禍での外出制限による孤立感や経済的損出，精神的な不調，ヘルスサービスや健康支援ネットワークへのアクセスの悪化が，飲酒量増加とアルコール関連の自傷他害の増加に関与すると考えられている. これらは COVID-19 により明確化されてきている社会問題でもあり，この機会に地域あるいは国全体でアルコール依存も含めたメンタルヘルス問題に取り組み，さまざまな依存問題を抱える人々の支援体制を確立する必要がある.

喫煙は COVID-19 感染と重症化のリスクと考えられているが，パンデミックにおける不要不急の入院と外来通院が中止されるなか，禁煙外来の優先順位は低く，不要の中に含まれてしまっているのが現状である. 禁煙外来による集学的な禁煙治療は禁煙の成功率を少なくとも 20％増加させるが，遠隔医療への移行には困難を伴う診療分野でもある[279]. アメリカ・バージニア州の軍事保健施設では，パンデミックでも継続可能な禁煙治療プログラムを運営して禁煙者の増加に成功している. COVID-19 感染拡大防止と重症化予防の観点から，パンデミック時代に適応した禁煙外来の進化が期待されている.

## 在宅運動療法と早期理学療法

コロナ禍で外出が制限されたことにより，定期的に行っていた運動の中止や身体活動量の低下によって運動不足の状態が続いており，特に高齢者では廃用性症候群が問題となっている[280]. ことに COVID-19 の場合，たとえ軽症であっても隔離が必要とされるため，その期間は外出できず，さらなる運動の低下が身体機能や精神機能，免疫機能に及ぼす影響が懸念されている. COVID-19 の潜伏期間の平均は 5.2 日であり，SARS-CoV-2 の感染力は発症の直前，平均で発症の 0.7 日前がウイルス排泄のピークとされていることから[281]，発症者の隔離のみでは感染拡大を抑制することはできない. このため，

COVID-19 流行地においては，集団でのスポーツや多くの人が密集する競技大会などは推奨されないため，自宅でできる運動療法や運動指導のための遠隔リハビリテーションの試みが検討されている．

　COVID-19 患者を対象とし，モバイル・ヘルス・テクノロジーを使用した在宅運動療法を行う群，あるいは運動マニュアルに基づいて在宅運動療法を行う群における 2 週間の運動療法の効果について，呼吸機能や身体機能，心理指標などの比較を行う臨床試験がニューヨークのアルバート・アインシュタイン医科大学で実施予定である（NCT04406532）．

　ギリシャでは，COVID-19 患者を対象としたオンラインによる「テレリハビリテーション（telerehabilitation）」の臨床介入試験が行われている（NCT04368845）．介入群では，理学療法士による遠隔リハビリテーション指導を受けながら，呼吸トレーニング，抵抗（レジスタンス）トレーニング，有酸素運動の指導を 1 回に 1 時間以上，10 日に 1 回，6 ヵ月間行う．身体機能，心理指標，QOL 指標，不安指標，身体活動量などが評価される予定である．

　イタリアでは，ICU に入院中の COVID-19 患者のうち ARDS を発症した患者を対象に，早期より呼吸器リハビリテーションと運動リハビリテーションからなる理学療法プログラムを実施する臨床試験が開始されている（NCT04381338）．早期理学療法介入により，入院期間と ICU 滞在日数が短縮し，COVID-19 の転帰改善が期待されている．

## 療養患者と高齢者の保護対策

　COVID-19 は医療施設や介護施設でのクラスターが報告されており，他疾患で治療中の患者や免疫の低下した高齢者では重症化 COVID-19 となりやすいことが報告されている．ウイルス感染などによる感染症を発症しやすく，感染症を発症したときに重症化しやすい場合を，易感染性と呼び，そのような患者では特に注意が必要である．COVID-19 重症化はステロイド内服中の患者，透析患者，高齢者などが易感染性宿主となりやすいことが報告されている．アメリカの腎臓透析施設において COVID-19 感染が拡大した際の追跡調査で，発熱などの症状を有した 2 人の医療従事者の PCR 検査は数回調べても陰性であったが，3 週間後の抗体検査では陽性だったと報告されている[282]．また，感染症状が全くない 23 人の医療従事者のうち，10 人は 3 週間後に抗体陽性

だったことが判明している．PCR 検査そのものが 3 割の感染者で偽陰性となることが知られており，PCR 検査が陰性だったからといって必ずしも感染を否定できないところも，COVID-19 の感染拡大予防対策を難しくしている理由の一つである．このような状況で易感染性の人々を守るために，病院や高齢者施設では，施設外からのソーシャル・ディスタンシングをとることが推奨されており，対面での面会は制限する必要があるとされている．多くの施設でオンラインを介した面会システムなど新しい生活様式としての感染拡大予防対策が取り入れられている．

　無症状の感染者が COVID-19 の感染拡大の原因となっているが，特に複数の家族が同居している場合，そのうちの一人が感染に気づかずにウイルスのキャリアとなってしまった場合，すべての家族が濃厚接触者となり，家庭内感染拡大が起きてしまうことが報告され[283,284]，世界各地で社会的な問題となっている．このため，わが国においても若者の地方への帰省延期を推奨したり，ビデオ通話アプリなどを活用したオンライン帰省をしたりするなど，高齢者を守る対策が推奨されている．

## マスクの着用

　COVID-19 の感染経路は主に飛沫感染と接触感染であるが，特殊な環境では飛沫核感染が生じると考えられている．飛沫核感染は，感染者から排出された飛沫核を吸い込むことで感染するが，飛沫核は，咳やくしゃみで出た飛沫から水分が蒸発することで形成される．飛沫核感染では，病原体に汚染された土壌や床から舞い上がった埃を吸い込むことで感染する塵埃感染と合わせて，空気感染に分類される．エアロゾル（微小飛沫）は気体中に液体あるいは固体の微粒子が広がっている状態を指しており，埃や花粉，霧などが含まれる．エアロゾル感染は空気中に漂う微粒子内に病原体が含まれていて，この微粒子を介して感染することを指しており，飛沫感染と飛沫核感染を含めた感染経路を指す．COVID-19 では，密集・密接・密閉状態のいわゆる「3 密」を避けることで感染機会を減らすとともに，感染症予防の基本となるうがいと手洗いを徹底することが推奨されている．

　エアロゾルは咳やくしゃみだけでなく，通常の会話でも数メートル先までばらまかれるが，さらに大声で話しているときには，周囲に飛び散って漂うエア

ロゾルの量が増えることが明らかになっている[285].  A 型インフルエンザウイルスは約半数がエアロゾルによって伝播することから[286]，インフルエンザの感染拡大防止のためには接触感染の防止や咳エチケットだけでは不十分とされ，これまでもわが国においては，インフルエンザの流行時には感染者と非感染者の双方がマスクを着用することが推奨されてきた．COVID-19 パンデミックが起きたイタリアにおいては，4 月 7 日よりマスクの着用が義務づけられてから感染者数が減少した[287].  ニューヨークでも 4 月 16 日からフェイス・マスクの着用が義務づけられており，それ以降は感染者数の減少速度が加速した．SARS-CoV-2 はエアロゾルによって感染するとされており，社会全体としてマスクの着用を習慣化し，継続させていく対策が必要と考えられる．

　会食や飲酒の場で COVID-19 感染が拡大することが知られているが，飲食中はマスクができないため，感染者の口から排出されたウイルスを含むエアロゾルが空気中に拡散し，数メートル以内にいる集団に感染させているものと推測されている．学校によっては，給食の時間に生徒同士が話をしながら食事する機会が少なくて済むように，食事中に楽しめる動画を流すなど，感染リスクを低減する工夫がなされている．

## うがいにポビドンヨードは必要か？

　うがいと手洗いは感染症予防の基本であり，日本では子どもの頃から学校や家庭で指導されて習慣化している人が多いと思われるが，COVID-19 感染予防にも当然ながら重要である．ただし，COVID-19 感染者がポビドンヨードでうがいをして口腔内のウイルス量を減らすことが，どの程度，重症化の予防に効果があるのかは不明であるが，少なくとも未感染者がうがいの励行によって感染リスクを低減できることは間違いない．その場合，ポビドンヨードを使わなければ効果がないという誤解から，特定の地域で関連商品の買い占めが起こる事態が報告されているが，ポビドンヨードを使用するよりも水でうがいをするほうが上気道感染予防に効果があったとするランダム化比較試験の結果は，2005 年にわが国から報告されている[288].  その機序としては，本来，咽頭や口腔の粘膜に備わっているウイルスなどの外敵から生態を防御する免疫機構が，ポビドンヨードによる粘膜への障害作用により低下する可能性が考えられる．ここでも気道粘膜のグリコカリックス保護を考慮した対策が必要といえそ

うである.

## 接触確認アプリの活用

　COVID-19 感染拡大防止策として, 感染者と濃厚接触があった人を特定して追跡を行うことが重要である. 台湾や韓国, 中国では, GPS 機能を利用したスマートフォンのアプリを活用しており, 感染者との接触歴があった場合は担当職員に通知される[289]. これらの国々では, 隔離された場合の行動違反などを監視することが可能であり, 違反者に罰金を課すなど, 感染蔓延防止のためのより強力な隔離政策を実施している.

　GPS 機能は使用せずに, Bluetooth 機能による近接通信技術を利用して互いにわからないようにプライバシーを確保したうえで, 感染陽性者との接触歴を個人に伝えるアプリが Google と Apple から共同開発され, 多くの国々でその国の実情に合わせた形にカスタマイズされて使用されている. わが国においては, 厚生労働省と内閣官房新型コロナウイルス感染症対策推進室情報通信技術（IT）総合戦略室が主導する, 新型コロナウイルス接触確認アプリ "COCOA（COVID-19 Contact-Confirming Application）" が利用可能となっている. このアプリをスマートフォンにインストールすることにより, 新型コロナウイルス感染者と 1 m 以内の距離で 15 分以上接触した可能性があった場合に, 通知を受けることができる. 陽性者と接触した可能性があった場合には, 検査のための受診など保健所のサポートを早く受けることができるとされ, 利用者が増えることで感染拡大の防止につながることが期待されている.

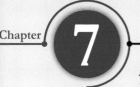

# ダイヤモンド・プリンセス
# 乗員対応の記録

## 未知のウイルスに対する恐怖

　まだ新型コロナウイルス感染症の情報が少なく，SARS-CoV-2 の生物兵器説や空気感染説が飛び交う 2020 年 2 月 21 日，筆者は北里大学東病院の閉鎖病棟で，新型コロナウイルス陽性患者受け入れの責任者として診療実務を担当することになった．同月 24 日より横浜港に停留するイギリス船籍で，アメリカに本社のあるクルーズ客船ダイヤモンド・プリンセスから多国籍乗員の搬送が開始されたものの，その当時は「新型コロナウイルス培養器」とまで揶揄されたクルーズ船からの患者受け入れであったため，対応するスタッフはもちろんのこと，祖国を離れて状況がよくわからないまま，知らない病院に搬送されて隔離される乗員の方々の心理的なストレスは計り知れない状況にあった．特に，コロナ病棟への配置が突然決まった病棟スタッフの動揺は大きく，"感染したら困るので家に帰らないように家族に言われている"という幼い子をもつスタッフや，"家族にコロナ病棟勤務を内緒にしている"というスタッフの言葉に心が痛んだ．少しでもスタッフの不安を和らげるために，病棟スタッフに向けて励ましと筆者自身の自己紹介を兼ねたメッセージを配布した．

## 感染防止のための工夫

　院内感染防止のため，精神神経科の閉鎖病棟の一つをコロナ病棟とし，レッド・イエロー・グリーンの 3 つに清潔区域を分けた．その病棟に入院されていた患者さんには，急遽，当初の予定よりも 1 週間早く別の病棟への移動をお願いすることになってしまい，入院中の患者さんとその主治医・スタッフの皆さんにはご迷惑をおかけすることになってしまったが，多くの方々にご協力いただき，なんとか乗員の搬送前にコロナ病棟が確保できた．クルーズ船の乗員の方々が搬送されてくる前は，いくつか心配していることがあった．例え

ば，外国人の方々が多数入院される予定ということもあり，何らかの想定外のトラブルが生じたり，病院スタッフとのコミュニケーションが不十分な場合に，院内を歩き回って他の病棟や売店に行ってしまったり，自由に病院を出入りしてしまったりするのは困る，といった心配をしていたのだが，実際には，大変，協力的な乗員の方々ばかりだったため，全くの杞憂であった．結果的にはそれなりに広い病棟内を自由に歩いてもらえるような環境を整えることができたため，入院患者さんにとっても良い選択であったと考えている．

　その当時は，医療従事者の感染防護具の在庫が十分ではなかったため，できる限り無駄な使用を減らしつつ，いつ患者さんたちが退院できるのかわからない状況でもあったため，長期戦にも耐えられるよう，関係各所に防護具の提供を依頼した．特にN95マスクは在庫が少なかったため，その上からさらにサージカルマスクを装着し，そちらを毎回，交換するようにして，N95マスクは各人が名前を書いた紙袋に入れてイエロー・ゾーンの専用カートに保管し，同日は使い回す工夫をしていた．

## ● 感染患者さんとのコミュニケーションの工夫

　感染病棟内では，常にN95とサージカルマスクにフェイス・シールド，さらにキャップ，ガウン，手袋とフル装備での対応であったため，入院時の問診や診察はもちろんのこと，毎日の回診も顔の見えない状況で診療を行うことになる．そうでなくても，入院患者さんたちは祖国を離れ，見ず知らずの病院に隔離されて不安なのに，なんとか彼ら・彼女らと良好なコミュニケーションを取る方法がないかと考え，入院患者さん向けのウェルカム・レターを配布した．入院されたクルーズ船の乗員の方々の不安感を少しでも和らげたいという思いから，あえて普段はマスクやフェイス・シールドに覆われている主治医の顔写真を入れた．

　当初は“外国語での会話で療養上の世話や意思の疎通が図れるのか”といった言葉の壁を心配していた病棟スタッフたちであったが，今回，病院で準備してもらった音声翻訳機が大変有用であった．もちろん，今回の感染患者さんたちが，多国籍の乗客の対応を行うプロのクルーズ船の乗員の方々だったということも幸いして，病棟スタッフとのコミュニケーションに支障をきたすようなトラブルは全くなかった．最初は慣れない機器の使用にとまどっていたスタッ

フもみられたが，すぐに皆で使いこなせるようになり，実際に日本語で話した言葉を画面で見せることもできるため，聞き間違いも起きにくく，病棟スタッフにも患者さんにも大好評であった．

## COVID-19 重症化に備えたリスク管理

すべての COVID-19 入院患者には，入院時にスクリーニング検査として，血液・尿検査，心電図，胸部 X 線検査を実施し，高血圧・糖尿病・生活習慣病などの管理状況や栄養状態など，基礎的な事項を確認した．胸部 X 線写真に淡いすりガラス様陰影を示す患者さんを複数人認めた以外には，血液凝固異常や心筋障害・不整脈などの異常所見を疑う所見のある患者さんはいなかった．

ARDS に移行した場合に早期に発見できるように，血圧・脈拍・呼吸数・体温などのバイタル測定に加え，経皮的酸素飽和度 $SpO_2$ の間欠的モニタリングを 1 日 2 回実施した．COVID-19 肺炎では呼吸不全が進行する場合に，自覚症状に乏しく，早期には $SpO_2$ の低下がみられない可能性があると考え，バイタル測定の中でも特に呼吸数に注意をして患者管理を行った．やはり呼吸数 20 回/分を超える場合には低酸素血症の進行を考慮すべきであり，より慎重な経過観察を要する一つの目安となる．

宗教上の理由により食事制限が必要であったり，病院食が口に合わなかったり，大使館からフルーツの差し入れがあったり，急に重症の患者さんの搬送依頼が入ったり，驚きと戸惑いの日々であった．乗員の方々には健康管理を目的に船会社から複数のビタミン剤が処方され，冷たい飲み物を避けるように指導されていたこと，一方で普段から解熱鎮痛薬や総合感冒薬が常備薬として配布されており，各自が自由に使用できる状況にあったことが乗員の方々の感染状況がマスクされてしまうことにつながり，初期の船内感染対策に影響を与えたであろうことなど，筆者自身も色々と勉強になることが多かった．

## 感謝のことば

防護備品もすぐに底を突きそうな状況下での緊張の連続，仮設病棟的な限られた医療リソースの中での対応，先の見えないアウトブレイクの最前線で感染の恐怖と一緒に戦ってくれた病棟スタッフには心より感謝している．音声翻訳

機をフルに活用して患者さんと良好なコミュニケーションを取ってくれた病棟スタッフたち，とても協力的だった乗員の方々，北里大学病院から応援してくれた感染管理室の皆さま，各国大使館も含めて関係各所の皆さまには，多くの献身的なサポートをいただいた．今は，まるで数年前の遠い出来事のように感じるが，最終的には懸念された院内感染を起こすことなく，すべての入院患者さんが無事に退院できたのは，多くの関係者の方々にご尽力いただいたおかげであり，心からお礼申し上げたい．

## コロナ病棟の診療に従事して考えたこと

　コロナ病棟の診療に従事していた 2020 年 2 月末に，ある雑誌の編集後記執筆の依頼をいただいた．その際，「循環器病予防というのは安定した長寿社会においてこそ重要視される最も贅沢な上位概念である」と記載した．その後も，世界から次々と発表される COVID-19 関連の報告から気づかされたのは，循環器病予防のリスク管理の概念と COVID-19 の重症化リスクとに通じる奇妙な共通項である．循環器病二次予防・重症化対策において，疾病管理としての感染症予防が重要であることは論をまたないが，循環器病予防のためのリスク因子管理が，脳梗塞，心筋梗塞・心不全，大血管疾患などの発症を予防するのみならず，COVID-19 の重症化と密接に関連するエビデンスが集積されつつある．贅沢な上位概念にとどまる循環器病予防対策ではなく，今後も世界各地でくすぶり続けるであろう COVID-19 の重症化予防までをも含めた，より広義の循環器病予防対策の啓発活動と研究の推進，そしてそこから導き出される叡智の実践こそが重要であるといえよう．

## 今後の展望

　COVID-19 パンデミックは，世界中の人々の生活を根本的に変えてしまった．多くの都市が封鎖され，人々は家の中にとどまり，他者との接触を避け，経済活動を縮小せざるを得ない状況が続いている．あらゆる不要不急の活動は停止することが奨励され，この感染症の蔓延によって教育や労働の機会でさえも奪われつつある．この状況から推測する限り，もう二度と以前の状態に戻ることはできないのではないかという状況になりつつある．

　私たちにできることは，今後ますます進化し続けていくであろうウイルス感染の病態をさまざまな側面から深く理解し，多くの叡智を集めて効果的な対策を生み出し，これからの「with コロナの新常態」をともに生き抜く最適な方法を考えることである．血管内皮グリコカリックスは多くの生き物に共通する古典的な物理的バリアであるが，臨床的研究についてはこれまで十分に研究されていない．現在のような厳しい国際情勢においてこそ，新しい研究領域から最新の知識をもたらすアイデアを共有することが必要である．今回，多くの研究者に血管内皮グリコカリックスに関する新しい概念をお届けすることにより，COVID-19 ができるだけ早く収束に向かうことを心から願っている．

# 引用文献

1) Maringe C, Spicer J, Morris M, et al.: The impact of the COVID-19 pandemic on cancer deaths due to delays in diagnosis in England, UK: a national, population-based, modelling study. Lancet Oncol, 21: 1023-1034, 2020.

2) Kaufman HW, Chen Z, Niles J, et al.: Changes in the Number of US Patients With Newly Identified Cancer Before and During the Coronavirus Disease 2019 (COVID-19) Pandemic. JAMA Netw Open, 3: e2017267, 2020.

3) Kazory A, Ronco C, McCullough PA: SARS-CoV-2 (COVID-19) and intravascular volume management strategies in the critically ill. Proc (Bayl Univ Med Cent), 33: 370-375, 2020.

4) Guan WJ, Ni ZY, Hu Y, et al.: Clinical Characteristics of Coronavirus Disease 2019 in China. N Engl J Med, 382: 1708-1720, 2020.

5) Giannis D, Ziogas IA, Gianni P: Coagulation disorders in coronavirus infected patients: COVID-19, SARS-CoV-1, MERS-CoV and lessons from the past. J Clin Virol, 127: 104362, 2020.

6) Wichmann D, Sperhake JP, Lütgehetmann M, et al.: Autopsy Findings and Venous Thromboembolism in Patients With COVID-19: A Prospective Cohort Study. Ann Intern Med, 173: 268-277, 2020.

7) Piccolo V, Neri I, Filippeschi C, et al.: Chilblain-like lesions during COVID-19 epidemic: a preliminary study on 63 patients. J Eur Acad Dermatol Venereol, 34: e291-e293, 2020.

8) Ackermann M, Verleden SE, Kuehnel M, et al.: Pulmonary Vascular Endothelialitis, Thrombosis, and Angiogenesis in Covid-19. N Engl J Med, 383: 120-128, 2020.

9) d'Alessandro M, Cameli P, Refini RM, et al.: Serum KL-6 concentrations as a novel biomarker of severe COVID-19. J Med Virol, 10.1002/jmv.26087, 2020.

10) Puntmann VO, Carerj ML, Wieters I, et al.: Outcomes of Cardiovascular Magnetic Resonance Imaging in Patients Recently Recovered From Coronavirus Disease 2019 (COVID-19). JAMA Cardiol, e203557, 2020.

11) Kucirka LM, Lauer SA, Laeyendecker O, et al.: Variation in False-Negative Rate of Reverse Transcriptase Polymerase Chain Reaction-Based SARS-CoV-2 Tests by Time Since Exposure. Ann Intern Med, 173: 262-267, 2020.

12) Spinato G, Fabbris C, Polesel J, et al.: Alterations in Smell or Taste in Mildly Symptomatic Outpatients With SARS-CoV-2 Infection. JAMA, 323: 2089-2090, 2020.

13) Boscolo-Rizzo P, Borsetto D, Fabbris C, et al.: Evolution of Altered Sense of Smell or Taste in Patients With Mildly Symptomatic COVID-19. JAMA Otolaryngol Head Neck Surg, 146: 729-732, 2020.

14) Sriwijitalai W, Wiwanitkit V: Hearing loss and COVID-19: A note. Am J Otolaryngol, 41: 102473,2020.

15) Munro KJ, Uus K, Almufarrij I, et al.: Persistent self-reported changes in hearing and tinnitus in post-hospitalisation COVID-19 cases. Int J Audiol: 1-2, 2020.

16) Almufarrij I, Uus K, Munro KJ: Does coronavirus affect the audio-vestibular system? A rapid systematic review. Int J Audiol, 59: 487-491, 2020.

17) Epidemiology Working Group for NCIP Epidemic Response, CCfDC and Prevention: [The epidemiological characteristics of an outbreak of 2019 novel coronavirus diseases (COVID-19) in China]. Zhonghua Liu Xing Bing Xue Za Zhi, 41: 145-151, 2020.

18) Richardson S, Hirsch JS, Narasimhan M, et al.: Presenting Characteristics, Comorbidities, and Outcomes Among 5700 Patients Hospitalized With COVID-19 in the New York City Area. JAMA, 323: 2052-2059, 2020.

19) Cosgun ZC, Fels B, Kusche-Vihrog K: Nanomechanics of the Endothelial Glycocalyx: From

Structure to Function. Am J Pathol, 190: 732-741, 2020.

20) Yamaoka-Tojo M: Cardiac rehabilitation-mediated molecular mechanisms of cardiovascular protection. Circ J, 78: 2624-2626, 2014.

21) Hamming I, Timens W, Bulthuis ML, et al.: Tissue distribution of ACE2 protein, the functional receptor for SARS coronavirus. A first step in understanding SARS pathogenesis. J Pathol, 203: 631-637, 2004.

22) American College of Chest Physicians/Society of Critical Care Medicine Consensus Conference: definitions for sepsis and organ failure and guidelines for the use of innovative therapies in sepsis. Crit Care Med, 20: 864-874, 1992.

23) Bone RC, Balk RA, Cerra FB, et al.: Definitions for sepsis and organ failure and guidelines for the use of innovative therapies in sepsis. The ACCP/SCCM Consensus Conference Committee. American College of Chest Physicians/Society of Critical Care Medicine. Chest, 101: 1644-1655, 1992.

24) Singer M, Deutschman CS, Seymour CW, et al.: The Third International Consensus Definitions for Sepsis and Septic Shock (Sepsis-3). JAMA, 315: 801-810, 2016.

25) Vincent JL, Moreno R, Takala J, et al.: The SOFA (Sepsis-related Organ Failure Assessment) score to describe organ dysfunction/failure. On behalf of the Working Group on Sepsis-Related Problems of the European Society of Intensive Care Medicine. Intensive Care Med, 22: 707-710, 1996.

26) Tang N, Li D, Wang X, et al.: Abnormal coagulation parameters are associated with poor prognosis in patients with novel coronavirus pneumonia. J Thromb Haemost, 18: 844-847, 2020.

27) Teuwen LA, Geldhof V, Pasut A, et al.: COVID-19: the vasculature unleashed. Nat Rev Immunol, 20: 389-391, 2020.

28) 東條美奈子：COVID-19に伴う全身性炎症反応性微小血管内皮症（systemic inflammatory-reactive microvascular endotheliopathy, SIRME）の一論考：循環器病予防と新型コロナウイルス感染症. 日循予防誌, 55：1-14, 2020.

29) Johansson PI, Stensballe J, Ostrowski SR: Shock induced endotheliopathy (SHINE) in acute critical illness - a unifying pathophysiologic mechanism. Crit Care, 21: 25, 2017.

30) Prabakaran P, Gan J, Feng Y, et al.: Structure of severe acute respiratory syndrome coronavirus receptor-binding domain complexed with neutralizing antibody. J Biol Chem, 281: 15829-15836, 2006.

31) Turner AJ, Hiscox JA, Hooper NM: ACE2: from vasopeptidase to SARS virus receptor. Trends Pharmacol Sci, 25: 291-294, 2004.

32) Ou X, Liu Y, Lei X, et al.: Characterization of spike glycoprotein of SARS-CoV-2 on virus entry and its immune cross-reactivity with SARS-CoV. Nat Commun, 11: 1620, 2020.

33) Hoffmann M, Kleine-Weber H, Schroeder S, et al.: SARS-CoV-2 Cell Entry Depends on ACE2 and TMPRSS2 and Is Blocked by a Clinically Proven Protease Inhibitor. Cell, 181: 271-280.e8, 2020.

34) Zhou L, Xu Z, Castiglione GM, et al.: ACE2 and TMPRSS2 are expressed on the human ocular surface, suggesting susceptibility to SARS-CoV-2 infection. Ocul Surf, 18: 537-544, 2020.

35) Zhou F, Yu T, Du R, et al.: Clinical course and risk factors for mortality of adult inpatients with COVID-19 in Wuhan, China: a retrospective cohort study. Lancet, 395: 1054-1062, 2020.

36) Jing QL, Liu MJ, Zhang ZB, et al.: Household secondary attack rate of COVID-19 and associated determinants in Guangzhou, China: a retrospective cohort study. Lancet Infect Dis, S1473-3099 (20) 30471-0, 2020.

37) Wang D, Hu B, Hu C, et al.: Clinical Characteristics of 138 Hospitalized Patients With 2019 Novel Coronavirus-Infected Pneumonia in Wuhan, China. JAMA, 323: 1061-1069, 2020.

38) Ye Q, Wang B, Mao J: The pathogenesis and treatment of the 'Cytokine Storm' in COVID-19. J Infect, 80: 607-613, 2020.

39) Atluri S, Manchikanti L, Hirsch JA: Expanded Umbilical Cord Mesenchymal Stem Cells (UC-MSCs) as a Therapeutic Strategy in Managing Critically Ill COVID-19 Patients: The Case for Compassionate Use. Pain Physician, 23: E71-E83, 2020.

40) Zhang L, Yan X, Fan Q, et al.: D-dimer levels on admission to predict in-hospital mortality in patients with Covid-19. J Thromb Haemost, 18: 1324-1329, 2020.
41) Butler PJ, Bhatnagar A: Mechanobiology of the abluminal glycocalyx. Biorheology, 56: 101-112, 2019.
42) Betteridge KB, Arkill KP, Neal CR, et al.: Sialic acids regulate microvessel permeability, revealed by novel in vivo studies of endothelial glycocalyx structure and function. J Physiol, 595: 5015-5035, 2017.
43) Butler MJ, Ramnath R, Kadoya H, et al.: Aldosterone induces albuminuria via matrix metalloproteinase-dependent damage of the endothelial glycocalyx. Kidney Int, 95: 94-107, 2019.
44) Curry FR: Microvascular solute and water transport. Microcirculation, 12: 17-31, 2005.
45) Curry FE: Layer upon layer: the functional consequences of disrupting the glycocalyx-endothelial barrier in vivo and in vitro. Cardiovasc Res, 113: 559-561, 2017.
46) Ueda A, Shimomura M, Ikeda M, et al.: Effect of glycocalyx on shear-dependent albumin uptake in endothelial cells. Am J Physiol Heart Circ Physiol, 287: H2287-2294, 2004.
47) Thi MM, Tarbell JM, Weinbaum S, et al.: The role of the glycocalyx in reorganization of the actin cytoskeleton under fluid shear stress: a "bumper-car" model. Proc Natl Acad Sci U S A, 101: 16483-16488, 2004.
48) Koo A, Dewey CF Jr, García-Cardeña G: Hemodynamic shear stress characteristic of atherosclerosis-resistant regions promotes glycocalyx formation in cultured endothelial cells. Am J Physiol Cell Physiol, 304: C137-146, 2013.
49) Prydz K: Determinants of Glycosaminoglycan (GAG) Structure. Biomolecules, 5: 2003-2022, 2015.
50) Yamaoka-Tojo M: Endothelial function for cardiovascular disease prevention and management. Int J Clinic Cardiol, 4: 103, 2017.
51) Bar A, Targosz-Korecka M, Suraj J, et al.: Degradation of Glycocalyx and Multiple Manifestations of Endothelial Dysfunction Coincide in the Early Phase of Endothelial Dysfunction Before Atherosclerotic Plaque Development in Apolipoprotein E/Low-Density Lipoprotein Receptor-Deficient Mice. J Am Heart Assoc, 8: e011171, 2019.
52) Oberleithner H, Wilhelmi M: Vascular glycocalyx sodium store – determinant of salt sensitivity? Blood Purif, 39: 7-10, 2015.
53) Strzyz P: Bend it like glycocalyx. Nat Rev Mol Cell Biol, 20: 388, 2019.
54) Shurer CR, Kuo JC, Roberts LM, et al.: Physical Principles of Membrane Shape Regulation by the Glycocalyx. Cell, 177: 1757-1770.e21, 2019.
55) Yamaoka-Tojo M, Ushio-Fukai M, Hilenski L, et al.: IQGAP1, a novel vascular endothelial growth factor receptor binding protein, is involved in reactive oxygen species--dependent endothelial migration and proliferation. Circ Res, 95: 276-283, 2004.
56) Brown MD, Sacks DB: IQGAP1 in cellular signaling: bridging the GAP. Trends Cell Biol, 16: 242-249, 2006.
57) Kozlova I, Ruusala A, Voytyuk O, et al.: IQGAP1 regulates hyaluronan-mediated fibroblast motility and proliferation. Cell Signal, 24: 1856-1862, 2012.
58) Yamaoka-Tojo M, Tojo T, Kim HW, et al.: IQGAP1 mediates VE-cadherin-based cell-cell contacts and VEGF signaling at adherence junctions linked to angiogenesis. Arterioscler Thromb Vasc Biol, 26: 1991-1997, 2006.
59) Herwig MC, Tsokos M, Hermanns MI, et al.: Vascular endothelial cadherin expression in lung specimens of patients with sepsis-induced acute respiratory distress syndrome and endothelial cell cultures. Pathobiology, 80: 245-251, 2013.
60) Mahmoud M, Mayer M, Cancel LM, et al.: The Glycocalyx core protein Glypican 1 protects vessel wall endothelial cells from stiffness-mediated dysfunction and disease. Cardiovasc Res, cvaa201, 2020.
61) Brands J, Spaan JA, Van den Berg BM, et al.: Acute attenuation of glycocalyx barrier properties increases coronary blood volume independently of coronary flow reserve. Am J Physiol Heart Circ Physiol, 298: H515-523, 2010.

62) Rubio-Gayosso I, Platts SH, Duling BR: Reactive oxygen species mediate modification of glycocalyx during ischemia-reperfusion injury. Am J Physiol Heart Circ Physiol, 290: H2247-2256, 2006.

63) Nieuwdorp M, Meuwese MC, Vink H, et al.: The endothelial glycocalyx: a potential barrier between health and vascular disease. Curr Opin Lipidol, 16: 507-511, 2005.

64) Nieuwdorp M, Meuwese MC, Mooij HL, et al.: Tumor necrosis factor-alpha inhibition protects against endotoxin-induced endothelial glycocalyx perturbation. Atherosclerosis, 202: 296-303, 2009.

65) Ko J, Kang HJ, Kim DA, et al.: Uric acid induced the phenotype transition of vascular endothelial cells via induction of oxidative stress and glycocalyx shedding. FASEB J, 33: 13334-13345, 2019.

66) Zuurbier CJ, Demirci C, Koeman A, et al.: Short-term hyperglycemia increases endothelial glycocalyx permeability and acutely decreases lineal density of capillaries with flowing red blood cells. J Appl Physiol（1985）, 99: 1471-1476, 2005.

67) Pahwa R, Nallasamy P, Jialal I: Toll-like receptors 2 and 4 mediate hyperglycemia induced macrovascular aortic endothelial cell inflammation and perturbation of the endothelial glycocalyx. J Diabetes Complications, 30: 563-572, 2016.

68) Rorije NMG, Rademaker E, Schrooten EM, et al.: High-salt intake affects sublingual microcirculation and is linked to body weight change in healthy volunteers: a randomized cross-over trial. J Hypertens, 37: 1254-1261, 2019.

69) Vink H, Constantinescu AA, Spaan JA: Oxidized lipoproteins degrade the endothelial surface layer: implications for platelet-endothelial cell adhesion. Circulation, 101: 1500-1502, 2000.

70) Ostrowski SR, Gaïni S, Pedersen C, et al.: Sympathoadrenal activation and endothelial damage in patients with varying degrees of acute infectious disease: an observational study. J Crit Care, 30: 90-96, 2015.

71) Ohnishi Y, Yasudo H, Suzuki Y, et al.: Circulating endothelial glycocalyx components as a predictive marker of coronary artery lesions in Kawasaki disease. Int J Cardiol, 292: 236-240, 2019.

72) Weissgerber TL, Garcia-Valencia O, Milic NM, et al.: Early Onset Preeclampsia Is Associated With Glycocalyx Degradation and Reduced Microvascular Perfusion. J Am Heart Assoc, 8: e010647, 2019.

73) Long DS, Hou W, Taylor RS, et al.: Serum levels of endothelial glycocalyx constituents in women at 20 weeks' gestation who later develop gestational diabetes mellitus compared to matched controls: a pilot study. BMJ Open, 6: e011244, 2016.

74) Steppan J, Hofer S, Funke B, et al.: Sepsis and major abdominal surgery lead to flaking of the endothelial glycocalix. J Surg Res, 165: 136-141, 2011.

75) Schmidt EP, Overdier KH, Sun X, et al.: Urinary Glycosaminoglycans Predict Outcomes in Septic Shock and Acute Respiratory Distress Syndrome. Am J Respir Crit Care Med, 194: 439-449, 2016.

76) Chignalia AZ, Yetimakman F, Christiaans SC, et al.: The Glycocalyx and Trauma: A Review. Shock, 45: 338-348, 2016.

77) DellaValle B, Hasseldam H, Johansen FF, et al.: Multiple Soluble Components of the Glycocalyx Are Increased in Patient Plasma After Ischemic Stroke. Stroke, 50: 2948-2951, 2019.

78) Miranda CH, de Carvalho Borges M, Schmidt A, et al.: Evaluation of the endothelial glycocalyx damage in patients with acute coronary syndrome. Atherosclerosis, 247: 184-188, 2016.

79) Marechal X, Favory R, Joulin O, et al.: Endothelial glycocalyx damage during endotoxemia coincides with microcirculatory dysfunction and vascular oxidative stress. Shock, 29: 572-576, 2008.

80) Uchimido R, Schmidt EP, Shapiro NI: The glycocalyx: a novel diagnostic and therapeutic target in sepsis. Crit Care, 23: 16, 2019.

81) Chelazzi C, Villa G, Mancinelli P, et al.: Glycocalyx and sepsis-induced alterations in vascular

permeability. Crit Care, 19: 26, 2015.

82) Gonzalez Rodriguez E, Cardenas JC, Cox CS, et al.: Traumatic brain injury is associated with increased syndecan-1 shedding in severely injured patients. Scand J Trauma Resusc Emerg Med, 26: 102, 2018.

83) Lee DH, Dane MJ, van den Berg BM, et al.: Deeper penetration of erythrocytes into the endothelial glycocalyx is associated with impaired microvascular perfusion. PLoS One, 9: e96477, 2014.

84) Valerio L, Peters RJ, Zwinderman AH, et al.: Sublingual endothelial glycocalyx and atherosclerosis. A cross-sectional study. PLoS One, 14: e0213097, 2019.

85) Broekhuizen LN, Lemkes BA, Mooij HL, et al.: Effect of sulodexide on endothelial glycocalyx and vascular permeability in patients with type 2 diabetes mellitus. Diabetologia, 53: 2646-2655, 2010.

86) Groen BB, Hamer HM, Snijders T, et al.: Skeletal muscle capillary density and microvascular function are compromised with aging and type 2 diabetes. J Appl Physiol（1985), 116: 998-1005, 2014.

87) Gu YM, Wang S, Zhang L, et al.: Characteristics and determinants of the sublingual microcirculation in populations of different ethnicity. Hypertension, 65: 993-1001, 2015.

88) Wadowski PP, Hülsmann M, Schörgenhofer C, et al.: Sublingual functional capillary rarefaction in chronic heart failure. Eur J Clin Invest, 48: 2018.

89) Gorshkov AY, Klimushina MV, Boytsov SA, et al.: Increase in perfused boundary region of endothelial glycocalyx is associated with higher prevalence of ischemic heart disease and lesions of microcirculation and vascular wall. Microcirculation, 25: e12454, 2018.

90) Jaarsma C, Vink H, van Haare J, et al.: Non-invasive assessment of microvascular dysfunction in patients with microvascular angina. Int J Cardiol, 248: 433-439, 2017.

91) Yen W, Cai B, Yang J, et al.: Endothelial surface glycocalyx can regulate flow-induced nitric oxide production in microvessels in vivo. PLoS One, 10: e0117133, 2015.

92) Ikonomidis I, Pavlidis G, Lambadiari V, et al.: Early detection of left ventricular dysfunction in first-degree relatives of diabetic patients by myocardial deformation imaging: The role of endothelial glycocalyx damage. Int J Cardiol, 233: 105-112, 2017.

93) 東條美奈子：特集1 血管を読み解く「血管内皮機能検査」. 臨床検査, 61：239-244, 2017.

94) Lekakis J, Abraham P, Balbarini A, et al.: Methods for evaluating endothelial function: a position statement from the European Society of Cardiology Working Group on Peripheral Circulation. Eur J Cardiovasc Prev Rehabil, 18: 775-789, 2011.

95) Furuki K, Adachi H, Enomoto M, et al.: Plasma level of asymmetric dimethylarginine（ADMA）as a predictor of carotid intima-media thickness progression: six-year prospective study using carotid ultrasonography. Hypertens Res, 31: 1185-1189, 2008.

96) Messner B, Bernhard D: Smoking and cardiovascular disease: mechanisms of endothelial dysfunction and early atherogenesis. Arterioscler Thromb Vasc Biol, 34: 509-515, 2014.

97) Argacha JF, Adamopoulos D, Gujic M, et al.: Acute effects of passive smoking on peripheral vascular function. Hypertension, 51: 1506-1511, 2008.

98) Johnson HM, Gossett LK, Piper ME, et al.: Effects of smoking and smoking cessation on endothelial function: 1-year outcomes from a randomized clinical trial. J Am Coll Cardiol, 55: 1988-1995, 2010.

99) Bonetti PO, Lerman LO, Lerman A: Endothelial dysfunction: a marker of atherosclerotic risk. Arterioscler Thromb Vasc Biol, 23: 168-175, 2003.

100) 東條美奈子：血管内皮グリコカリックスと動脈硬化. 臨床化学, 49：5-13, 2020.

101) Yeboah J, Folsom AR, Burke GL, et al.: Predictive value of brachial flow-mediated dilation for incident cardiovascular events in a population-based study: the multi-ethnic study of atherosclerosis. Circulation, 120: 502-509, 2009.

102) Kitta Y, Obata JE, Nakamura T, et al.: Persistent impairment of endothelial vasomotor function has a negative impact on outcome in patients with coronary artery disease. J Am Coll Cardiol, 53: 323-330, 2009.

103) Anderson TJ, Meredith IT, Yeung AC, et al.: The effect of cholesterol-lowering and anti-

oxidant therapy on endothelium-dependent coronary vasomotion. N Engl J Med, 332: 488-493, 1995.

104) Flammer AJ, Sudano I, Hermann F, et al.: Angiotensin-converting enzyme inhibition improves vascular function in rheumatoid arthritis. Circulation, 117: 2262-2269, 2008.

105) Taddei S, Virdis A, Ghiadoni L, et al.: Effects of angiotensin converting enzyme inhibition on endothelium-dependent vasodilatation in essential hypertensive patients. J Hypertens, 16: 447-456, 1998.

106) Varga Z, Flammer AJ, Steiger P, et al.: Endothelial cell infection and endotheliitis in COVID-19. Lancet, 395: 1417-1418, 2020.

107) 東條美奈子：血管内皮機能を診る 循環器疾病管理に生かす評価と実際，南山堂，2015.

108) Watts GF, Herrmann S, Dogra GK, et al.: Vascular function of the peripheral circulation in patients with nephrosis. Kidney Int, 60: 182-189, 2001.

109) Salmito FT, de Oliveira Neves FM, Meneses GC, et al.: Glycocalyx injury in adults with nephrotic syndrome: Association with endothelial function. Clin Chim Acta, 447: 55-58, 2015.

110) van den Berg BM, Vink H, Spaan JA: The endothelial glycocalyx protects against myocardial edema. Circ Res, 92: 592-594, 2003.

111) Abassi Z, Armaly Z, Heyman SN: Glycocalyx Degradation in Ischemia-Reperfusion Injury. Am J Pathol, 190: 752-767, 2020.

112) Tarbell JM, Cancel LM: The glycocalyx and its significance in human medicine. J Intern Med, 280: 97-113, 2016.

113) Ushiyama A, Kataoka H, Iijima T: Glycocalyx and its involvement in clinical pathophysiologies. J Intensive Care, 4: 59, 2016.

114) Mitra R, Qiao J, Madhavan S, et al.: The comparative effects of high fat diet or disturbed blood flow on glycocalyx integrity and vascular inflammation. Transl Med Commun, 3: 10, 2018.

115) Ikonomidis I, Marinou M, Vlastos D, et al.: Effects of varenicline and nicotine replacement therapy on arterial elasticity, endothelial glycocalyx and oxidative stress during a 3-month smoking cessation program. Atherosclerosis, 262: 123-130, 2017.

116) Padberg JS, Wiesinger A, di Marco GS, et al.: Damage of the endothelial glycocalyx in chronic kidney disease. Atherosclerosis, 234: 335-343, 2014.

117) Kumase F, Morizane Y, Mohri S, et al.: Glycocalyx degradation in retinal and choroidal capillary endothelium in rats with diabetes and hypertension. Acta Med Okayama, 64: 277-283, 2010.

118) Meuwese MC, Mooij HL, Nieuwdorp M, et al.: Partial recovery of the endothelial glycocalyx upon rosuvastatin therapy in patients with heterozygous familial hypercholesterolemia. J Lipid Res, 50: 148-153, 2009.

119) Triantafyllidi H, Benas D, Vlachos S, et al.: HDL cholesterol levels and endothelial glycocalyx integrity in treated hypertensive patients. J Clin Hypertens（Greenwich）, 20: 1615-1623, 2018.

120) Voyvodic PL, Min D, Liu R, et al.: Loss of syndecan-1 induces a pro-inflammatory phenotype in endothelial cells with a dysregulated response to atheroprotective flow. J Biol Chem, 289: 9547-9559, 2014.

121) Nagy N, Freudenberger T, Melchior-Becker A, et al.: Inhibition of hyaluronan synthesis accelerates murine atherosclerosis: novel insights into the role of hyaluronan synthesis. Circulation, 122: 2313-2322, 2010.

122) Cancel LM, Ebong EE, Mensah S, et al.: Endothelial glycocalyx, apoptosis and inflammation in an atherosclerotic mouse model. Atherosclerosis, 252: 136-146, 2016.

123) Mullick AE, Tobias PS, Curtiss LK: Modulation of atherosclerosis in mice by Toll-like receptor 2. J Clin Invest, 115: 3149-3156, 2005.

124) Fischer JW: Role of hyaluronan in atherosclerosis: Current knowledge and open questions. Matrix Biol, 78-79: 324-336, 2019.

125) Grandoch M, Kohlmorgen C, Melchior-Becker A, et al.: Loss of Biglycan Enhances Thrombin Generation in Apolipoprotein E-Deficient Mice: Implications for Inflammation and Atherosclerosis. Arterioscler Thromb Vasc Biol, 36: e41-50, 2016.

126) Martens RJ, Vink H, van Oostenbrugge RJ, et al.: Sublingual microvascular glycocalyx dimensions in lacunar stroke patients. Cerebrovasc Dis, 35: 451-454, 2013.

127) Nägga K, Hansson O, van Westen D, et al.: Increased levels of hyaluronic acid in cerebrospinal fluid in patients with vascular dementia. J Alzheimers Dis, 42: 1435-1441, 2014.

128) Kurihara O, Takano M, Yamamoto E, et al.: Seasonal Variations in the Pathogenesis of Acute Coronary Syndromes. J Am Heart Assoc, 9: e015579, 2020.

129) Shimokawa H, Miura M, Nochioka K, et al.: Heart failure as a general pandemic in Asia. Eur J Heart Fail, 17: 884-892, 2015.

130) Tribouilloy C, Rusinaru D, Mahjoub H, et al.: Prognosis of heart failure with preserved ejection fraction: a 5 year prospective population-based study. Eur Heart J, 29: 339-347, 2008.

131) Borlaug BA, Olson TP, Lam CS, et al.: Global cardiovascular reserve dysfunction in heart failure with preserved ejection fraction. J Am Coll Cardiol, 56: 845-854, 2010.

132) Hashikata T, Yamaoka-Tojo M, Kakizaki R, et al.: Teneligliptin improves left ventricular diastolic function and endothelial function in patients with diabetes. Heart Vessels, 31: 1303-1310, 2016.

133) Suzuki-Inoue K: Platelets and cancer-associated thrombosis: focusing on the platelet activation receptor CLEC-2 and podoplanin. Blood, 134: 1912-1918, 2019.

134) Hatakeyama K, Kaneko MK, Kato Y, et al.: Podoplanin expression in advanced atherosclerotic lesions of human aortas. Thromb Res, 129: e70-76, 2012.

135) Furukoji E, Yamashita A, Nakamura K, et al.: Podoplanin expression on endothelial cells promotes superficial erosive injury and thrombus formation in rat carotid artery: Implications for plaque erosion. Thromb Res, 183: 76-79, 2019.

136) Martín-Villar E, Fernández-Muñoz B, Parsons M, et al.: Podoplanin associates with CD44 to promote directional cell migration. Mol Biol Cell, 21: 4387-4399, 2010.

137) Nemoto T, Minami Y, Yamaoka-Tojo M, et al.: Endothelial glycocalyx and severity and vulnerability of coronary plaque in patients with coronary artery disease. Atherosclerosis, 302: 1-7, 2020.

138) Yamaoka-Tojo M: Endothelial glycocalyx damage as a systemic inflammatory microvascular endotheliopathy in COVID-19. Biomed J, 2020.

139) Tang TH, Alonso S, Ng LF, et al.: Increased Serum Hyaluronic Acid and Heparan Sulfate in Dengue Fever: Association with Plasma Leakage and Disease Severity. Sci Rep, 7: 46191, 2017.

140) Suwarto S, Sasmono RT, Sinto R, et al.: Association of Endothelial Glycocalyx and Tight and Adherens Junctions With Severity of Plasma Leakage in Dengue Infection. J Infect Dis, 215: 992-999, 2017.

141) Grandoch M, Bollyky PL, Fischer JW: Hyaluronan: A Master Switch Between Vascular Homeostasis and Inflammation. Circ Res, 122: 1341-1343, 2018.

142) Cioffi DL, Pandey S, Alvarez DF, et al.: Terminal sialic acids are an important determinant of pulmonary endothelial barrier integrity. Am J Physiol Lung Cell Mol Physiol, 302: L1067-1077, 2012.

143) Delaveris CS, Webster ER, Banik SM, et al.: Membrane-tethered mucin-like polypeptides sterically inhibit binding and slow fusion kinetics of influenza A virus. Proc Natl Acad Sci U S A, 117: 12643-12650, 2020.

144) Retamal MA, Froger N, Palacios-Prado N, et al.: Cx43 hemichannels and gap junction channels in astrocytes are regulated oppositely by proinflammatory cytokines released from activated microglia. J Neurosci, 27: 13781-13792, 2007.

145) De Vuyst E, Decrock E, De Bock M, et al.: Connexin hemichannels and gap junction channels are differentially influenced by lipopolysaccharide and basic fibroblast growth factor. Mol Biol Cell, 18: 34-46, 2007.

146) Poelzing S, Rosenbaum DS: Altered connexin43 expression produces arrhythmia substrate in heart failure. Am J Physiol Heart Circ Physiol, 287: H1762-1770, 2004.

147) Mensah SA, Cheng MJ, Homayoni H, et al.: Regeneration of glycocalyx by heparan sulfate and sphingosine 1-phosphate restores inter-endothelial communication. PLoS One, 12: e0186116,

2017.

148) Patel VB, Zhong JC, Grant MB, et al.: Role of the ACE2/Angiotensin 1-7 Axis of the Renin-Angiotensin System in Heart Failure. Circ Res, 118: 1313-1326, 2016.

149) Christ-Crain M, Hoorn EJ, Sherlock M, et al.: ENDOCRINOLOGY IN THE TIME OF COVID-19: Management of diabetes insipidus and hyponatraemia. Eur J Endocrinol, 183: G9-G15, 2020.

150) Sakabe M, Yoshioka R, Fujiki A: Sick sinus syndrome induced by interferon and ribavirin therapy in a patient with chronic hepatitis C. J Cardiol Cases, 8: 173-175, 2013.

151) Burns JC, Cayan DR, Tong G, et al.: Seasonality and temporal clustering of Kawasaki syndrome. Epidemiology, 16: 220-225, 2005.

152) Shirato K, Imada Y, Kawase M, et al.: Possible involvement of infection with human coronavirus 229E, but not NL63, in Kawasaki disease. J Med Virol, 86: 2146-2153, 2014.

153) Agarwal S, Agrawal DK: Kawasaki disease: etiopathogenesis and novel treatment strategies. Expert Rev Clin Immunol, 13: 247-258, 2017.

154) Gamez-Gonzalez LB, Moribe-Quintero I, Cisneros-Castolo M, et al.: Kawasaki disease shock syndrome: Unique and severe subtype of Kawasaki disease. Pediatr Int, 60: 781-790, 2018.

155) Kanegaye JT, Wilder MS, Molkara D, et al.: Recognition of a Kawasaki disease shock syndrome. Pediatrics, 123: e783-789, 2009.

156) Li Y, Zheng Q, Zou L, et al.: Kawasaki disease shock syndrome: clinical characteristics and possible use of IL-6, IL-10 and IFN-gamma as biomarkers for early recognition. Pediatr Rheumatol Online J, 17: 1, 2019.

157) Luo L, Feng S, Wu Y, et al.: Serum Levels of Syndecan-1 in Patients With Kawasaki Disease. Pediatr Infect Dis J, 38: 89-94, 2019.

158) Yang Y, Schmidt EP: The endothelial glycocalyx: an important regulator of the pulmonary vascular barrier. Tissue Barriers, 1: e23494, 2013.

159) Dogné S, Flamion B: Endothelial Glycocalyx Impairment in Disease: Focus on Hyaluronan Shedding. Am J Pathol, 190: 768-780, 2020.

160) Ikeda M, Matsumoto H, Ogura H, et al.: Circulating syndecan-1 predicts the development of disseminated intravascular coagulation in patients with sepsis. J Crit Care, 43: 48-53, 2018.

161) Schmidt EP, Yang Y, Janssen WJ, et al.: The pulmonary endothelial glycocalyx regulates neutrophil adhesion and lung injury during experimental sepsis. Nat Med, 18: 1217-1223, 2012.

162) Iba T, Levy JH, Raj A, et al.: Advance in the Management of Sepsis-Induced Coagulopathy and Disseminated Intravascular Coagulation. J Clin Med, 8: 728, 2019.

163) Matthay MA, Zemans RL, Zimmerman GA, et al.: Acute respiratory distress syndrome. Nat Rev Dis Primers, 5: 18, 2019.

164) Zhang D, Qi BY, Zhu WW, et al.: Crocin alleviates lipopolysaccharide-induced acute respiratory distress syndrome by protecting against glycocalyx damage and suppressing inflammatory signaling pathways. Inflamm Res, 69: 267-278, 2020.

165) McDonald KK, Cooper S, Danielzak L, et al.: Glycocalyx Degradation Induces a Proinflammatory Phenotype and Increased Leukocyte Adhesion in Cultured Endothelial Cells under Flow. PLoS One, 11: e0167576, 2016.

166) Marki A, Esko JD, Pries AR, et al.: Role of the endothelial surface layer in neutrophil recruitment. J Leukoc Biol, 98: 503-515, 2015.

167) Iba T, Levy JH, Hirota T, et al.: Protection of the endothelial glycocalyx by antithrombin in an endotoxin-induced rat model of sepsis. Thromb Res, 171: 1-6, 2018.

168) Garsen M, Lenoir O, Rops AL, et al.: Endothelin-1 Induces Proteinuria by Heparanase-Mediated Disruption of the Glomerular Glycocalyx. J Am Soc Nephrol, 27: 3545-3551, 2016.

169) Butler MJ, Down CJ, Foster RR, et al.: The Pathological Relevance of Increased Endothelial Glycocalyx Permeability. Am J Pathol, 190: 742-751, 2020.

170) Frydland M, Ostrowski SR, Moller JE, et al.: Plasma Concentration of Biomarkers Reflecting Endothelial Cell- and Glycocalyx Damage are Increased in Patients With Suspected ST-Elevation Myocardial Infarction Complicated by Cardiogenic Shock. Shock, 50: 538-544, 2018.

171) Naumann DN, Hazeldine J, Midwinter MJ, et al.: Poor microcirculatory flow dynamics are associated with endothelial cell damage and glycocalyx shedding after traumatic hemorrhagic shock. J Trauma Acute Care Surg, 84: 81-88, 2018.

172) Rehm M, Bruegger D, Christ F, et al.: Shedding of the endothelial glycocalyx in patients undergoing major vascular surgery with global and regional ischemia. Circulation, 116: 1896-1906, 2007.

173) Yu H, Kalogeris T, Korthuis RJ: Reactive species-induced microvascular dysfunction in ischemia/reperfusion. Free Radic Biol Med, 135: 182-197, 2019.

174) Granger DN, Kvietys PR: Reperfusion injury and reactive oxygen species: The evolution of a concept. Redox Biol, 6: 524-551, 2015.

175) Solbu MD, Kolset SO, Jenssen TG, et al.: Gender differences in the association of syndecan-4 with myocardial infarction: The population-based Tromso Study. Atherosclerosis, 278: 166-173, 2018.

176) Hamiel U, Kozer E, Youngster I: SARS-CoV-2 Rates in BCG-Vaccinated and Unvaccinated Young Adults. JAMA, 323: 2340-2341, 2020.

177) Yanase F, Naorungroj T, Bellomo R: Glycocalyx damage biomarkers in healthy controls, abdominal surgery, and sepsis: a scoping review. Biomarkers, 25: 425-435, 2020.

178) Beurskens DM, Bol ME, Delhaas T, et al.: Decreased endothelial glycocalyx thickness is an early predictor of mortality in sepsis. Anaesth Intensive Care, 48: 221-228, 2020.

179) LaRivière WB, Liao S, McMurtry SA, et al.: Alveolar heparan sulfate shedding impedes recovery from bleomycin-induced lung injury. Am J Physiol Lung Cell Mol Physiol, 318: L1198-L1210, 2020.

180) Huang C, Wang Y, Li X, et al.: Clinical features of patients infected with 2019 novel coronavirus in Wuhan, China. Lancet, 395: 497-506, 2020.

181) Zheng YY, Ma YT, Zhang JY, et al.: COVID-19 and the cardiovascular system. Nat Rev Cardiol, 17: 259-260, 2020.

182) Shen C, Wang Z, Zhao F, et al.: Treatment of 5 Critically Ill Patients With COVID-19 With Convalescent Plasma. JAMA, 323: 1582-1589, 2020.

183) Duan K, Liu B, Li C, et al.: Effectiveness of convalescent plasma therapy in severe COVID-19 patients. Proc Natl Acad Sci U S A, 117: 9490-9496, 2020.

184) Cheng MJ, Kumar R, Sridhar S, et al.: Endothelial glycocalyx conditions influence nano-particle uptake for passive targeting. Int J Nanomedicine, 11: 3305-3315, 2016.

185) Black RA, Rauch CT, Kozlosky CJ, et al.: A metalloproteinase disintegrin that releases tumour-necrosis factor-alpha from cells. Nature, 385: 729-733, 1997.

186) Mishra HK, Ma J, Walcheck B: Ectodomain Shedding by ADAM17: Its Role in Neutrophil Recruitment and the Impairment of This Process during Sepsis. Front Cell Infect Microbiol, 7: 138, 2017.

187) Lambert DW, Yarski M, Warner FJ, et al.: Tumor necrosis factor-alpha convertase（ADAM17）mediates regulated ectodomain shedding of the severe-acute respiratory syndrome-corona-virus（SARS-CoV）receptor, angiotensin-converting enzyme-2（ACE2）. J Biol Chem, 280: 30113-30119, 2005.

188) Palau V, Riera M, Soler MJ: ADAM17 inhibition may exert a protective effect on COVID-19. Nephrol Dial Transplant, 35: 1071-1072, 2020.

189) Pruessmeyer J, Martin C, Hess FM, et al.: A disintegrin and metalloproteinase 17（ADAM17）mediates inflammation-induced shedding of syndecan-1 and -4 by lung epithelial cells. J Biol Chem, 285: 555-564, 2010.

190) Cesaro A, Abakar-Mahamat A, Brest P, et al.: Differential expression and regulation of ADAM17 and TIMP3 in acute inflamed intestinal epithelia. Am J Physiol Gastrointest Liver Physiol, 296: G1332-1343, 2009.

191) Vink H, Duling BR: Capillary endothelial surface layer selectively reduces plasma solute distribution volume. Am J Physiol Heart Circ Physiol, 278: H285-289, 2000.

192) Henry CB, Duling BR: Permeation of the luminal capillary glycocalyx is determined by hyaluronan. Am J Physiol, 277: H508-514, 1999.

193) Potter DR, Damiano ER: The hydrodynamically relevant endothelial cell glycocalyx observed in vivo is absent in vitro. Circ Res, 102: 770-776, 2008.

194) Tsunekawa N, Higashi N, Kogane Y, et al.: Heparanase augments inflammatory chemokine production from colorectal carcinoma cell lines. Biochem Biophys Res Commun, 469: 878-883, 2016.

195) Abassi Z, Hamoud S, Hassan A, et al.: Involvement of heparanase in the pathogenesis of acute kidney injury: nephroprotective effect of PG545. Oncotarget, 8: 34191-34204, 2017.

196) Masola V, Zaza G, Gambaro G, et al.: Heparanase: A Potential New Factor Involved in the Renal Epithelial Mesenchymal Transition (EMT) Induced by Ischemia/Reperfusion (I/R) Injury. PLoS One, 11: e0160074, 2016.

197) Wang L, Huang X, Kong G, et al.: Ulinastatin attenuates pulmonary endothelial glycocalyx damage and inhibits endothelial heparanase activity in LPS-induced ARDS. Biochem Biophys Res Commun, 478: 669-675, 2016.

198) Zhang X, Zhu Z, Jiao W, et al.: Ulinastatin treatment for acute respiratory distress syndrome in China: a meta-analysis of randomized controlled trials. BMC Pulm Med, 19: 196, 2019.

199) Lipowsky HH, Sah R, Lescanic A: Relative roles of doxycycline and cation chelation in endothelial glycan shedding and adhesion of leukocytes. Am J Physiol Heart Circ Physiol, 300: H415-422, 2011.

200) Xu X, Abdalla T, Bratcher PE, et al.: Doxycycline improves clinical outcomes during cystic fibrosis exacerbations. Eur Respir J, 49: 1601102, 2017.

201) De Felice F, Megiorni F, Pietrantoni I, et al.: Sulodexide counteracts endothelial dysfunction induced by metabolic or non-metabolic stresses through activation of the autophagic program. Eur Rev Med Pharmacol Sci, 23: 2669-2680, 2019.

202) Chappell D, Jacob M, Hofmann-Kiefer K, et al.: Hydrocortisone preserves the vascular barrier by protecting the endothelial glycocalyx. Anesthesiology, 107: 776-784, 2007.

203) Shrestha GS, Paneru HR, Vincent JL: Precision medicine for COVID-19: a call for better clinical trials. Crit Care, 24: 282, 2020.

204) Stallmach A, Kortgen A, Gonnert F, et al.: Infliximab against severe COVID-19-induced cytokine storm syndrome with organ failure-a cautionary case series. Crit Care, 24: 444, 2020.

205) Deftereos SG, Giannopoulos G, Vrachatis DA, et al.: Effect of Colchicine vs Standard Care on Cardiac and Inflammatory Biomarkers and Clinical Outcomes in Patients Hospitalized With Coronavirus Disease 2019: The GRECCO-19 Randomized Clinical Trial. JAMA Netw Open, 3: e2013136, 2020.

206) Scarsi M, Piantoni S, Colombo E, et al.: Association between treatment with colchicine and improved survival in a single-centre cohort of adult hospitalised patients with COVID-19 pneumonia and acute respiratory distress syndrome. Ann Rheum Dis, annrheumdis-2020-217712, 2020.

207) RECOVERY Collaborative Group; Horby P, Lim WS, Emberson JR, et al.: Dexamethasone in Hospitalized Patients with Covid-19 - Preliminary Report. N Engl J Med, NEJMoa2021436, 2020.

208) Bruegger D, Rehm M, Jacob M, et al.: Exogenous nitric oxide requires an endothelial glycocalyx to prevent postischemic coronary vascular leak in guinea pig hearts. Crit Care, 12: R73, 2008.

209) Schöttker B, Jorde R, Peasey A, et al.: Vitamin D and mortality: meta-analysis of individual participant data from a large consortium of cohort studies from Europe and the United States. BMJ, 348: g3656, 2014.

210) Garsen M, Sonneveld R, Rops AL, et al.: Vitamin D attenuates proteinuria by inhibition of heparanase expression in the podocyte. J Pathol, 237: 472-481, 2015.

211) Jacob M, Bruegger D, Rehm M, et al.: Contrasting effects of colloid and crystalloid resuscitation fluids on cardiac vascular permeability. Anesthesiology, 104: 1223-1231, 2006.

212) Jacob M, Paul O, Mehringer L, et al.: Albumin augmentation improves condition of guinea pig hearts after 4 hr of cold ischemia. Transplantation, 87: 956-965, 2009.

213) Becker BF, Chappell D, Bruegger D, et al.: Therapeutic strategies targeting the endothelial

glycocalyx: acute deficits, but great potential. Cardiovasc Res, 87: 300-310, 2010.

214) Holcomb JB, del Junco DJ, Fox EE, et al.: The prospective, observational, multicenter, major trauma transfusion (PROMMTT) study: comparative effectiveness of a time-varying treatment with competing risks. JAMA Surg, 148: 127-136, 2013.

215) Holcomb JB, Tilley BC, Baraniuk S, et al.: Transfusion of plasma, platelets, and red blood cells in a 1 : 1 : 1 vs a 1 : 1 : 2 ratio and mortality in patients with severe trauma: the PROPPR randomized clinical trial. JAMA, 313: 471-482, 2015.

216) Ban K, Peng Z, Pati S, et al.: Plasma-Mediated Gut Protection After Hemorrhagic Shock is Lessened in Syndecan-1-/- Mice. Shock, 44: 452-457, 2015.

217) Peng Z, Pati S, Potter D, et al.: Fresh frozen plasma lessens pulmonary endothelial inflammation and hyperpermeability after hemorrhagic shock and is associated with loss of syndecan 1. Shock, 40: 195-202, 2013.

218) Khoury M, Cuenca J, Cruz FF, et al.: Current Status of Cell-Based Therapies for Respiratory Virus Infections: Applicability to COVID-19. Eur Respir J, 2000858, 2020.

219) Leng Z, Zhu R, Hou W, et al.: Transplantation of ACE2 (-) Mesenchymal Stem Cells Improves the Outcome of Patients with COVID-19 Pneumonia. Aging Dis, 11: 216-228, 2020.

220) Caly L, Druce JD, Catton MG, et al.: The FDA-approved drug ivermectin inhibits the replication of SARS-CoV-2 in vitro. Antiviral Res, 178: 104787, 2020.

221) Wagstaff KM, Sivakumaran H, Heaton SM, et al.: Ivermectin is a specific inhibitor of importin alpha/beta-mediated nuclear import able to inhibit replication of HIV-1 and dengue virus. Biochem J, 443: 851-856, 2012.

222) Grundmann S, Fink K, Rabadzhieva L, et al.: Perturbation of the endothelial glycocalyx in post cardiac arrest syndrome. Resuscitation, 83: 715-720, 2012.

223) Afshari A, Wetterslev J, Brok J, et al.: Antithrombin Ⅲ for critically ill patients. Cochrane Database Syst Rev, CD005370, 2008.

224) Tang N, Bai H, Chen X, et al.: Anticoagulant treatment is associated with decreased mortality in severe coronavirus disease 2019 patients with coagulopathy. J Thromb Haemost, 18: 1094-1099, 2020.

225) Rizzo P, Vieceli Dalla Sega F, Fortini F, et al.: COVID-19 in the heart and the lungs: could we "Notch" the inflammatory storm? Basic Res Cardiol, 115: 31, 2020.

226) Paranjpe I, Fuster V, Lala A, et al.: Association of Treatment Dose Anticoagulation With In-Hospital Survival Among Hospitalized Patients With COVID-19. J Am Coll Cardiol, 76: 122-124, 2020.

227) Testa S, Prandoni P, Paoletti O, et al.: Direct oral anticoagulant plasma levels' striking increase in severe COVID-19 respiratory syndrome patients treated with antiviral agents: The Cremona experience. J Thromb Haemost, 18: 1320-1323, 2020.

228) Suzuki K, Okada H, Takemura G, et al.: Recombinant thrombomodulin protects against LPS-induced acute respiratory distress syndrome via preservation of pulmonary endothelial glycocalyx. Br J Pharmacol, 177: 4021-4033, 2020.

229) Okamoto T, Kawamoto E, Usuda H, et al.: Recombinant Human Soluble Thrombomodulin Suppresses Monocyte Adhesion by Reducing Lipopolysaccharide-Induced Endothelial Cellular Stiffening. Cells, 9: E1811, 2020.

230) Orser BA, Wang DS, Lu WY: Sedating ventilated COVID-19 patients with inhalational anesthetic drugs. EBioMedicine, 55: 102770, 2020.

231) Forkuo GS, Nieman AN, Kodali R, et al.: A Novel Orally Available Asthma Drug Candidate That Reduces Smooth Muscle Constriction and Inflammation by Targeting GABAA Receptors in the Lung. Mol Pharm, 15: 1766-1777, 2018.

232) Fortis S, Spieth PM, Lu WY, et al.: Effects of anesthetic regimes on inflammatory responses in a rat model of acute lung injury. Intensive Care Med, 38: 1548-1555, 2012.

233) Jabaudon M, Boucher P, Imhoff E, et al.: Sevoflurane for Sedation in Acute Respiratory Distress Syndrome. A Randomized Controlled Pilot Study. Am J Respir Crit Care Med, 195: 792-800, 2017.

234) Casanova J, Simon C, Vara E, et al.: Sevoflurane anesthetic preconditioning protects the lung

endothelial glycocalyx from ischemia reperfusion injury in an experimental lung autotransplant model. J Anesth, 30: 755-762, 2016.

235) Harahsheh AS, Dahdah N, Newburger JW, et al.: Missed or Delayed Diagnosis of Kawasaki Disease During the 2019 Novel Coronavirus Disease (COVID-19) Pandemic. J Pediatr, 222: 261-262, 2020.

236) McCrindle BW, Rowley AH, Newburger JW, et al.: Diagnosis, Treatment, and Long-Term Management of Kawasaki Disease: A Scientific Statement for Health Professionals From the American Heart Association. Circulation, 135: e927-e999, 2007.

237) Matsuguma C, Wakiguchi H, Suzuki Y, et al.: Dynamics of immunocyte activation during intravenous immunoglobulin treatment in Kawasaki disease. Scand J Rheumatol, 48: 491-496, 2019.

238) Diebel ME, Martin JV, Liberati DM, et al.: The temporal response and mechanism of action of tranexamic acid in endothelial glycocalyx degradation. J Trauma Acute Care Surg, 84: 75-80, 2018.

239) Barrett CD, Moore HB, Kong YW, et al.: Tranexamic acid mediates proinflammatory and anti-inflammatory signaling via complement C5a regulation in a plasminogen activator-dependent manner. J Trauma Acute Care Surg, 86: 101-107, 2019.

240) Teng Y, Feng C, Liu Y, et al.: Anti-inflammatory effect of tranexamic acid against trauma-hemorrhagic shock-induced acute lung injury in rats. Exp Anim, 67: 313-320, 2018.

241) Morrison JJ, Dubose JJ, Rasmussen TE, et al.: Military Application of Tranexamic Acid in Trauma Emergency Resuscitation (MATTERs) Study. Arch Surg, 147: 113-119, 2012.

242) Neeki MM, Dong F, Toy J, et al.: Efficacy and Safety of Tranexamic Acid in Prehospital Traumatic Hemorrhagic Shock: Outcomes of the Cal-PAT Study. West J Emerg Med, 18: 673-683, 2017.

243) Eskens BJ, Zuurbier CJ, van Haare J, et al.: Effects of two weeks of metformin treatment on whole-body glycocalyx barrier properties in db/db mice. Cardiovasc Diabetol, 12: 175, 2013.

244) Luo P, Qiu L, Liu Y, et al.: Metformin Treatment Was Associated with Decreased Mortality in COVID-19 Patients with Diabetes in a Retrospective Analysis. Am J Trop Med Hyg, 103: 69-72, 2020.

245) Bramante C, Ingraham N, Murray T, et al.: Observational Study of Metformin and Risk of Mortality in Patients Hospitalized with Covid-19. medRxiv, 2020. Preprint.

246) Crouse A, Grimes T, Li P, et al.: Metformin Use Is Associated with Reduced Mortality in a Diverse Population with Covid-19 and Diabetes. medRxiv, 2020. Preprint.

247) Cooper S, Teoh H, Campeau MA, et al.: Empagliflozin restores the integrity of the endothelial glycocalyx in vitro. Mol Cell Biochem, 459: 121-130, 2019.

248) Ikonomidis I, Pavlidis G, Thymis J, et al.: Effects of Glucagon-Like Peptide-1 Receptor Agonists, Sodium-Glucose Cotransporter-2 Inhibitors, and Their Combination on Endothelial Glycocalyx, Arterial Function, and Myocardial Work Index in Patients With Type 2 Diabetes Mellitus After 12-Month Treatment. J Am Heart Assoc, 9: e015716, 2020.

249) Bunyavanich S, Do A, Vicencio A: Nasal Gene Expression of Angiotensin-Converting Enzyme 2 in Children and Adults. JAMA, 323: 2427-2429, 2020.

250) Zhang J, Litvinova M, Liang Y, et al.: Changes in contact patterns shape the dynamics of the COVID-19 outbreak in China. Science, 368: 1481-1486, 2020.

251) Lee AC, Chakladar J, Li WT, et al.: Tobacco, but Not Nicotine and Flavor-Less Electronic Cigarettes, Induces ACE2 and Immune Dysregulation. Int J Mol Sci, 21: 5513, 2020.

252) Voinsky I, Baristaite G, Gurwitz D: Effects of age and sex on recovery from COVID-19: Analysis of 5769 Israeli patients. J Infect, 81: e102-e103, 2020.

253) Reddy RK, Charles WN, Sklavounos A, et al.: The effect of smoking on COVID-19 severity: a systematic review and meta-analysis. J Med Virol, 10.1002/jmv.26389, 2020.

254) Guo D, Pan S, Wang M, et al.: Hyperbaric oxygen therapy may be effective to improve hypoxemia in patients with severe COVID-2019 pneumonia: two case reports. Undersea Hyperb Med, 47: 181-187, 2020.

255) Thibodeaux K, Speyrer M, Raza A, et al.: Hyperbaric oxygen therapy in preventing

mechanical ventilation in COVID-19 patients: a retrospective case series. J Wound Care, 29: S4-S8, 2020.

256) Geier MR, Geier DA: Respiratory conditions in coronavirus disease 2019 (COVID-19): Important considerations regarding novel treatment strategies to reduce mortality. Med Hypotheses, 140: 109760, 2020.

257) Amrein K, Oudemans-van Straaten HM, Berger MM: Vitamin therapy in critically ill patients: focus on thiamine, vitamin C, and vitamin D. Intensive Care Med, 44: 1940-1944, 2018.

258) Carr AC, Rosengrave PC, Bayer S, et al.: Hypovitaminosis C and vitamin C deficiency in critically ill patients despite recommended enteral and parenteral intakes. Crit Care, 21: 300, 2017.

259) May JM, Harrison FE: Role of vitamin C in the function of the vascular endothelium. Antioxid Redox Signal, 19: 2068-2083, 2013.

260) Wilson JX: Evaluation of vitamin C for adjuvant sepsis therapy. Antioxid Redox Signal, 19: 2129-2140, 2013.

261) Oudemans-van Straaten HM, Spoelstra-de Man AM, de Waard MC: Vitamin C revisited. Crit Care, 18: 460, 2014.

262) Masse MH, Ménard J, Sprague S, et al.: Lessening Organ dysfunction with VITamin C (LOVIT): protocol for a randomized controlled trial. Trials, 21: 42, 2020.

263) Vermeulen Windsant IC, de Wit NC, Sertorio JT, et al.: Blood transfusions increase circulating plasma free hemoglobin levels and plasma nitric oxide consumption: a prospective observational pilot study. Crit Care, 16: R95, 2012.

264) Contaldo C, Elsherbiny A, Lindenblatt N, et al.: Erythropoietin enhances oxygenation in critically perfused tissue through modulation of nitric oxide synthase. Shock, 31: 599-606, 2009.

265) Smith MJ, Stiefel MF, Magge S, et al.: Packed red blood cell transfusion increases local cerebral oxygenation. Crit Care Med, 33: 1104-1108, 2005.

266) Aktas S, Ergenekon E, Ozcan E, et al.: Effects of blood transfusion on regional tissue oxygenation in preterm newborns are dependent on the degree of anaemia. J Paediatr Child Health, 55: 1209-1213, 2019.

267) Fabricant L, Kiraly L, Wiles C, et al.: Cryopreserved deglycerolized blood is safe and achieves superior tissue oxygenation compared with refrigerated red blood cells: a prospective randomized pilot study. J Trauma Acute Care Surg, 74: 371-376; discussion 376-377, 2013.

268) Elliott S, Sinclair AM: The effect of erythropoietin on normal and neoplastic cells. Biologics, 6: 163-189, 2012.

269) Mueller C, Wodack K, Twelker K, et al.: Darbepoetin improves endothelial function and increases circulating endothelial progenitor cell number in patients with coronary artery disease. Heart, 97: 1474-1478, 2011.

270) Hadadi A, Mortezazadeh M, Kolahdouzan K, et al.: Does recombinant human erythropoietin administration in critically ill COVID-19 patients have miraculous therapeutic effects? J Med Virol, 92: 915-918, 2020.

271) Neuman R, Hayek S, Rahman A, et al.: Effects of storage-aged red blood cell transfusions on endothelial function in hospitalized patients. Transfusion, 55: 782-790, 2015.

272) Caci GA, Albini A, Malerba M, et al.: COVID-19 and obesity: dangerous liaisons. J Clin Med, 9: E2511, 2020.

273) Huang R, Zhu L, Xue L, et al.: Clinical findings of patients with coronavirus disease 2019 in Jiangsu province, China: A retrospective, multi-center study. PLoS Negl Trop Dis, 14: e0008280, 2020.

274) Palaiodimos L, Kokkinidis DG, Li W, et al.: Severe obesity, increasing age and male sex are independently associated with worse in-hospital outcomes, and higher in-hospital mortality, in a cohort of patients with COVID-19 in the Bronx, New York. Metabolism, 108: 154262, 2020.

275) Yates T, Razieh C, Zaccardi F, et al.: Obesity and risk of COVID-19: analysis of UK biobank.

Prim Care Diabetes, S1751-9918 (20) 30196-0, 2020.

276) Rodríguez MÁ, Crespo I, Olmedillas H: Exercising in times of COVID-19: what do experts recommend doing within four walls? Rev Esp Cardiol (Engl Ed), 73: 527-529, 2020.

277) Gleeson M: Immune function in sport and exercise. J Appl Physiol (1985), 103: 693-699, 2007.

278) Ruiz-Roso MB, Knott-Torcal C, Matilla-Escalante DC, et al.: COVID-19 lockdown and changes of the dietary pattern and physical activity habits in a cohort of patients with type 2 diabetesmellitus. Nutrients, 12: E2327, 2020.

279) Lang AE, Yakhkind A: COVID-19 and Smoking: How and Why We Implemented a Tobacco Treatment Campaign. Chest, S0012-3692 (20) 31686-X, 2020.

280) Aubertin-Leheudre M, Rolland Y: The Importance of Physical Activity to Care for Frail Older Adults During the COVID-19 Pandemic. J Am Med Dir Assoc, 21: 973-976, 2020.

281) He X, Lau EHY, Wu P, et al.: Temporal dynamics in viral shedding and transmissibility of COVID-19. Nat Med, 26: 672-675, 2020.

282) Hains DS, Schwaderer AL, Carroll AE, et al.: Asymptomatic Seroconversion of Immuno-globulins to SARS-CoV-2 in a Pediatric Dialysis Unit. JAMA, 323: 2424-2425, 2020.

283) Bai Y, Yao L, Wei T, et al.: Presumed Asymptomatic Carrier Transmission of COVID-19. JAMA, 323: 1406-1407, 2020.

284) Chan JFW, Yuan S, Kok KH, et al.: A familial cluster of pneumonia associated with the 2019 novel coronavirus indicating person-to-person transmission: a study of a family cluster. Lancet, 395: 514-523, 2020.

285) Asadi S, Wexler AS, Cappa CD, et al.: Aerosol emission and superemission during human speech increase with voice loudness. Sci Rep, 9: 2348, 2019.

286) Cowling BJ, Ip DK, Fang VJ, et al.: Aerosol transmission is an important mode of influenza A virus spread. Nat Commun, 4: 1935, 2013.

287) Zhang R, Li Y, Zhang AL, et al.: Identifying airborne transmission as the dominant route for the spread of COVID-19. Proc Natl Acad Sci U S A, 117: 14857-14863, 2020.

288) Satomura K, Kitamura T, Kawamura T, et al.: Prevention of upper respiratory tract infections by gargling: a randomized trial. Am J Prev Med, 29: 302-307, 2005.

289) Cohen IG, Gostin LO, Weitzner DJ: Digital Smartphone Tracking for COVID-19: Public Health and Civil Liberties in Tension. JAMA, 2020. Online ahead of print.

# あとがき

　「感染症は忘れた頃にやってくる」といわれるが，中国・武漢での COVID-19 パンデミックが報道されたときに真っ先に思い浮かんだのは，10 年前に日本中が騒然とした新型インフルエンザパンデミックのときのことである．2009 年の新型インフルエンザはブタ由来のインフルエンザ（H1N1）であり，2009 年春頃から世界的に流行し，アメリカの死亡者数が最も多く，約 12,000 人が死亡したとされている．日本では 2009 年 5 月に最初の患者が報告され，報告患者数は 200 万人に達し，受診患者数は推計 2,059 万人，死亡者数は 198 人であったとされる．

　新型インフルエンザの患者数が減少に転じる直前の 2009 年 11 月 24 日，その当時，小学校 2 年生だった筆者の長女はインフルエンザ脳症を発症した．生気を失った土気色の顔に上転した眼球，呼びかけに応じるどころか脈も触れず，呼吸停止状態でベッドの上に横たわっているのを発見し，無我夢中で心肺蘇生を試み，救急車に同乗して，勤務先の大学病院の救命救急センターに向かったときのことは，今でも鮮明に思い出される．

　当日朝の長女の体温は 37.5 ℃ と微熱のみで特に症状もなく，普通に会話できる状態だったが，わずか 3 時間後には意識障害をきたす状態となった．前日に次女がインフルエンザに罹患して発熱していたことから，微熱の長女も濃厚接触者であり，すでにインフルエンザに罹患したとみなして抗インフルエンザ薬を投与した．学校を休んだ子どもたちの見守りをお願いするため，その日は朝から義母に自宅に来てもらい，私は自宅近くの外勤先に向かった．正午近くに，「ちょっと様子がおかしい」と義母から電話があり，駆けつけたときにはすでに土気色で意識障害の状態であったため，もし義母がいてくれなかったら，時間的にはとても助からなかったと思うような奇跡的なタイミングであったと感謝している．一時は開頭減圧が必要かとも説明があり，また，入院の数時間後には急速に進行するインフルエンザ肺炎を発症するなど心配な状態であったものの，幸いステロイドパルス療法と大量ガンマグロブリン投与が功を奏し，翌日には劇的に改善した（**図 1**）．その後，数日間の経過観察を経て，これといった後遺症もなく無事に退院することができた．今回，ダイヤモンド・

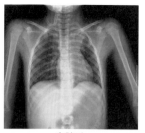
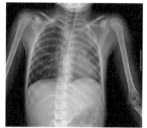
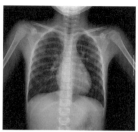

来院時　　　　　　　　来院 2 時間後　　　　　　　翌 朝

**図 1　新型インフルエンザウイルス患者の胸部 X 線写真**
2009 年新型インフルエンザウイルス脳症に肺炎を合併して急速に進行したが，ステロイドパル
ス療法と大量ガンマグロブリン投与により，劇的に改善した．

　プリンセス乗員対応の責任者を担当するにあたり，勤務先の大学病院には 10
年前に長女を助けてもらった恩返しをすべき時が巡ってきたのだと考え，"自
分がやらなければ"という気持ちもあり，お引き受けした部分もあったように
思う．

　10 年前の当時は，小児へのワクチン供給が間に合わず，何度か電話で問い
合わせて近くの小児科でワクチン接種の予約が取れたのは，残念なことにイン
フルエンザ脳症を発症する 1 週間後であった．ちょうど同じ頃には，複数の
児童がインフルエンザ脳症で亡くなったと報道されていたこともあり，とても
人ごととは思えず，今でも思い出すだけでつらい体験であった．特に持病もな
く，普段は風邪一つひかない元気な長女がインフルエンザに罹患し，あっとい
う間に重症化した原因はサイトカインストームであった．サイトカインやケモ
カインは，本来，ウイルスなどの外敵から生態を守るための生体防御機構とし
ての免疫反応であるにもかかわらず，それが行き過ぎて制御不能となり暴走し
た急性の炎症反応性障害がサイトカインストームである．その当時，病院に検
体使用申請書を提出して血液検査の残検体の提供を受け，臨床の合間に行って
いた培養細胞実験のポジティブコントロールとして長女の残検体を用い，
TNF-$\alpha$ や IL-18，その可溶性受容体など血管内皮に関連する炎症性サイトカ
インを測定したが，いずれも正常血中濃度の数千倍という異常高値であり，あ
らためて感染症の本当の怖さを実感した．

　2020 年 1 月 10 日に SARS-CoV-2（その当時は Wuhan-Hu-1[*1] と呼ばれてい
た）の全 DNA 配列が公開され，ACE2 がこのウイルスの機能的受容体である

ことが判明したことから，COVID-19 は血管内皮障害性のウイルスであり，その症状や合併症には血管内皮障害に関するものが多発するのではないか…といった嫌な予感があった．そのことを裏付けるかのように，その後に相次いで重症化した COVID-19 の患者に関する多くの報告が世界各国からなされるようになり，サイトカインストームの前段階から，さまざまな血管内皮障害由来の合併症が発症することが明らかとなってきている．

　当分の間，収束しそうにない COVID-19 に対峙する戦略の一つとして，血管内皮障害に着目した治療や予防に関する知見をまとめ，広く多くの研究者や医療従事者にそのエッセンスを提供することは，過去 25 年間にわたって血管内皮に関する研究に従事してきた私に課された使命だと思い，今回，全身性炎症反応性微小血管内皮症（SIRME）の基本的な概念に関する本書籍を執筆した．

　最後に，書籍出版にあたり，私の血管内皮への愛着に似た強い思い入れを温かく受け止め，献身的なご協力をいただいた南山堂編集部の大城梨絵子さんと萩川 亮さんには，心からお礼を申し上げたい．

2020 年 11 月

**東條美奈子**

---

＊1　Wuhan-Hu-1：2020 年 1 月 10 日に COVID-19 原因ウイルスとして全ゲノム解析の結果が
　　GenBank（アメリカ生物光学情報センター NCBI が提供する世界的な塩基配列データベース）
　　に公開された当初は「Wuhan seafood market pneumonia virus isolate Wuhan-Hu-1」と命名
　　されていた．2 月 11 日に SARS-CoV-2 に分類され，現在は「Severe acute respiratory syn-
　　drome coronavirus 2 isolate Wuhan-Hu-1」と記載されている．

# 索 引

## 外国語索引

## 著者略歴

### 東條美奈子（Minako Yamaoka-Tojo）
北里大学医療衛生学部/北里大学大学院医療系研究科 教授

1995 年 山形大学医学部，1999 年 同大学院医学系研究科卒業，医学博士．
2000 年に北里大学医学部助手，2003〜2005 年にアメリカ・エモリー大学博士後研究員を経て，2009 年に北里大学医療衛生学部准教授となり，2019 年より現職．専門は循環器病予防医学．
循環器専門医，総合内科専門医，心臓リハビリテーション認定医．

新型コロナウイルス感染症と血管内皮
循環器予防医学の視点から探る重症化予防策のヒント

2020 年 12 月 15 日　1 版 1 刷　　　　　　　　　©2020

著　者
とうじょう み な こ
東條美奈子

発行者
株式会社 南山堂　代表者 鈴木幹太
〒 113-0034　東京都文京区湯島 4-1-11
TEL 代表 03-5689-7850　　www.nanzando.com

ISBN 978-4-525-24981-6　　定価（本体 2,000 円＋税）

A2498110101-A